의 사 가
알 려 주 는

건 강 한
음 주 법

의사가 _ 알려주는

물 고르는 법부터 안주 고르는 법까지,
장 전문의가 말하는 음주의 지혜

후지타 고이치로 지음
정지영 옮김

건강한
_ 음주법

책밥

의사가 알려주는 건강한 음주법

—

2020년 11월 19일 1판 1쇄 인쇄
2020년 11월 25일 1판 1쇄 발행

—

지은이 후지타 고이치로
옮긴이 정지영
펴낸이 이상훈
펴낸곳 책밥
주소 03986 서울시 마포구 동교로23길 116 3층
전화 번호 02-582-6707
팩스 번호 02-335-6702
홈페이지 www.bookisbab.co.kr
등록 2007.1.31. 제313-2007-126호.

—

기획 권경자
진행 기획부 권장미
디자인 디자인허브

—

ISBN 979-11-90641-27-2 (03510)
정가 15,000원

책밥은 (주)오렌지페이퍼의 출판 브랜드입니다.

이 도서의 국립중앙도서관 출판예정도서목록(CIP)은 서지정보유통지원시스템 홈페이지
(http://seoji.nl.go.kr)와 국가자료종합목록시스템(http://www.nl.go.kr/kolisnet)에서
이용하실 수 있습니다. (CIP제어번호 : CIP2020047461)

술, 이제는
현명하게 즐기고
건강까지 챙겨야 할 때!

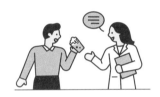

장 전문의가 알려주는
음주의 지혜

머리말

● 장을 제2의 뇌라고 하는 이유

생물의 시작은 단세포인 박테리아였다. 단세포 생물이 이윽고 여러 개의 세포로 이루어진 생물로 진화해서 에너지를 섭취하고, 세포 분열을 일으켜 마침내 인간처럼 지성을 가진 복잡한 구조의 생물이 탄생했다.

이런 흐름에서 생각해보면 뇌와 장 중에서 어느 쪽이 먼저 생겼는지는 말할 것도 없다. 음식으로 에너지를 얻는 작업을 맡고 있는 장이 먼저인 것은 현존하는 단순 구조 생물을 관찰해도 알 수 있다. 즉 장의 연장선상에 뇌가 있는 것이다.

사실 뇌와 장은 자율신경계와 액성인자(호르몬 등)를 통해 이어져 있다고 알려져 있다. 이런 뇌와 장의 정보 전달을 뇌장상관이라고 한다. 장과 내장기관에서 얻은 정보는 신경을 통해 대뇌에 전달되어 포만감, 불쾌감, 복통, 나아가 불안이나 우울 증상 등 감정의 변화(정동변화)까지 주고받는다. 그렇게 뇌와 장의 상호작용을 거쳐 자율신경의 작용, 호르몬의 분비 등이 일어나 생명 활동이 유지된다.

● 술로 활성산소와 스트레스를 날려버리자

생명 활동에 필요한 물질이 활성산소다. 이 물질은 외부에서 침입한 세균이나 바이러스 등에서 몸을 지키기 위해 만들어진다. 그때문에 인간의 몸에는 일정량 필요하지만, 지나치게 늘어나면 이번에는 몸의 산화가 시작된다. 이것이 노화 현상이다.

여분의 활성산소는 세포나 유전자를 공격해서 동맥경화, 심근경색, 뇌경색 등의 순환기계 질병, 당뇨병, 암, 알츠하이머형 치매, 아토피성 피부염 등 온갖 병을 일으키는 원인이 된다.

활성산소에게서 몸을 지키는 시스템은 원래 몸에 갖추어져 있지만, 나이를 먹어가면서 그 작용이 약해진다. 그래서 활성산소를 가능한 한 늘리지 않도록 하는 것이 병에서 몸을 지키는 방법이며, 노화를 방지하고 항상 젊은 상태를 유지하는 비결이다.

활성산소를 줄이려면 일반적으로 다음과 같은 일이 필요하다.

• 담배를 삼간다
• 자외선을 과도하게 받지 않는다
• 알코올을 지나치게 섭취하지 않는다
• 전자파를 받지 않는다
• 스트레스를 쌓아두지 않는다

술을 많이 마시면 간에서 분해하는 과정에서 대량의 활성산소가 발생하며 이는 병과 노화의 원인이 된다. 한편 체질적으로 술과 상성이 좋은 사람도 있다. 이런 사람들은 음주 행위를 억제하면 오히려 스트레스가 발생할 가능성도 있다.

인간의 몸에는 강한 스트레스를 느끼면 활성산소를 일으키는 구조가 있다. 나는 이것이 만병을 일으키는 지대한 원인이라고 본다. 따라서 술에 강한 체질인 사람이 자신의 체질을 알고 적정량의 음주를 한다면 오히려 현명한 음주 방법이 무엇인지 알고 마셔야 한다. 참고로 적정량은 순알코올 20g(사케 180ml, 맥주 중간 사이즈 1병, 와인 2잔) 정도라고 보면 된다.

지나치게 엄격한 일상생활은 만병의 근원인 스트레스를 쉽게 쌓이게 한다. 의식적으로 항산화작용이 있는 식재료를 먹고, 술에 강한 사람은 적정량을 마시면서 조금이라도 스트레스를 줄이는 것이 현대사회에서 가장 필요한 일이다.

술의 최대 효과는 쌓인 스트레스를 조금이라도 해소하고 기분 전환이 가능하게 한다는 점이다. 조금 더 나아가 콩에 포함된 이소플라본(isoflavone) 등을 섭취하거나 신경전달물질인 세로토닌(serotonin)이나 도파민(dopamine) 등이 작용하게 해도 스트레스 해소 효과를 볼 수 있다. 이런 내용도 함께 알아볼 것이다.

이 책에서 장이라는 표기는 대장과 소장 양쪽을 의미한다. 각각을 나눠 사용하는 경우에는 대장과 소장이라고 따로 표기했다.

1장은 장을 키워드로 술에 관련된 기본적인 내용을 설명한다. 최근 장과 관련되어 새롭게 거론되는 질병 SIBO(소장 세균 과증식) 등도 소개한다.

2장은 스트레스 없이 건강하게 술을 마시는 방법을 의학적인 관점에서 설명하고 술의 이점과 단점을 고찰한다. 반복해서 말하지만 적정량이 중요하다는 것이 전제이므로 잊지 않기 바란다.

3장은 술의 바탕이 되며 체이서(chaser, 독한 술을 마신 뒤에 바로 마시는 물이나 청량음료-역주)로 쓰이는 물에 대해 상세하게 다루고, 술과 관계가 있는 탈수증상에 대해서도 자세히 설명한다. 물은 특징에 따라 경수와 연수로 나눌 수 있으며 어떤 물을 사용하느냐에 따라 각각 질이 다른 술이 만들어진다. 술의 질 차이는 안주 등 음식에도 영향을 미친다. 물 사이의 상성, 체내로 쉽게 흡수하는 법에 대해서도 이야기한다.

4장은 술집이나 레스토랑, 가정 등에서 술과 함께 먹을 만한 안주를 식재료의 시점에서 설명한다. 5장에서도 이어서 식재료, 조미료, 기름 등에 대해 더 설명한다.

이 책에서는 우리 몸에 중요한 식재료, 영양소만을 엄선해서 소개한다. 또 노화에는 당화라는 키워드가 있는데 당화를 설명하기 위해 당질과 건강의 관계도 언급한다.

장은 알코올의 흡수와 면역 등에서 핵심적인 작용을 한다. 그러므로 장내 환경을 안정시키는 일은 매우 중요하다. 이 책에서는 장내 세균의 균형을 맞추면 면역력이 올라가서 병에 걸리지 않고, 장내의 날씬균이 활약해서 살이 찌지 않으며, 장내 환경이 좋아져서 피부와 혈관 등이 젊어진다는 장활성 효과를 주장하고 있다. 이는 술을 현명하게 마셔서 스트레스를 줄이고 안주를 능숙하게 선택해 장내 환경을 안정시킴으로써 실현이 가능하다. 이는 장에 이로운 건강한 식생활로도 이어진다. 술과 능숙하게 공생한다고 생각하면 좋을 것이다.

장내 환경을 안정시켜 건강하고 오래 살기 위해 이 책으로 똑똑하게 술 마시는 법을 알게 된다면 진심으로 기쁠 것이다.

2019년 1월
후지타 고이치로

장에 이로운 음주 방법,
스트레스 없이 즐거운 생활!

장이 좋아하고 스트레스 없는 건강 음주법

3장 물과 장은 오래된 친구 같은 사이

4장 안주를 잘 고르면 장에 이로운
술자리가 만들어진다

장에 이로운 음주 방법,
스트레스 없이 즐거운 생활!

모든 병의 원인은 장 건강과
관련되어 있다고 해도 과언이 아니다.
그리고 장이 건강해지는
방법 중 하나로 들 수 있는 것이
의외로 술이다.

모든 병은 장에서 시작된다

•••

사람이 살아가기 위해 중요한 것은 무엇일까? 생물로서 살아가려면 공기와 물은 무조건 필요하다. 음식 없이 물만 마셔도 2주 정도는 살 수 있지만 물을 일절 마시지 않으면 2~3일 만에 죽는다. 물과 음식이 있다면 더 오래 살 수 있을 것이다.

왜 그럴까? 바로 먹은 물과 음식을 영양분으로 삼기 때문이다. 물을 마시고, 음식을 씹어서 넘기고, 위에서 소화하고, 장에서 물과 소화한 음식의 영양소를 흡수해서 생명을 유지한다. 아무리 먹고 마셔도 음식이 몸속을 그냥 통과한다면 죽고 말 것이다. 우리는 음식을 소화, 흡수하는 위장이 있기에 살아갈 수 있다. 더구나 위는 기본적으로 소화를 담당하며 흡수의 대부분은 장이 맡고 있다. 즉 나의 전문 분야에서 보자면 사람이 살아가는 데에는 장 건강이 중요하다고 할 수 있다.

그중에서도 장내 세균이 특히 중요하다. 최근 장내 플로라(gut flora)라는 말이 자주 언급되는데 들어본 사람이 많을 것이다. 장내에는 사람마다 다르게 200종류, 100조 개의 장내 세균이 존재하며 흡수만이 아니라 배설, 면역, 해독 등 다양한 기능을 담당하고 있다. 건강한 장에는 장내 세균이 균형 있게 분포하는데, 그런 세균이 번식하는 상태가 꽃밭 같다고 해서 장내 플로라라고 부른다.

이 장내 플로라의 균형이 깨지면 흡수력이 떨어지고 설사나 변비 등 배설에도 지장이 생겨서 면역력이 한순간에 저하된다. 인간이 병에 걸려도 쉽게 죽지 않는 것은 면역력이라는 자가 치유력이 있기 때문이다.

2018년, 교토대학 명예교수 혼조 다스쿠(本庶佑)가 노벨 생리의학상을 받았다. 그가 연구하고 발견한 것은 면역을 억제하는 PD-1이라는 분자와 그 유전자로, 인체에 적이 되는 암세포가 면역을 피해서 살아남게 해준다는 특징이 있다. 이것을 역으로 이용해서 개발한 것이 면역치료 항암제 옵디보(Opdivo)다.

즉 암은 면역력을 잘 이용하면 극복할 수 있는 병이라는 의미이다. 감기, 전염병, 암, 생활 습관병, 심근경색, 뇌혈전 등 온갖 병은 장에서 오는 면역력으로 치료할 수 있다. 반대로 말하자면 면역력, 그러니까 장내 세균이 약해지면 많은 질병에 쉽게 걸리고, 때로는 목숨을 잃기도 한다.

인간의 몸을 유지하기 위해 세포로 가는 영양분을 외부에서 받아들이는 창구 역할은 대부분 장이 담당한다. 이 창구가 무너지면 외부에서 나쁜 물질이 점차 체내에 들어와서 좋은 물질까지 분해하지 않고 배설하는 등 몸에 해로운 일만 생긴다. 장내 세균이 건강하게 활약하는 장을 가진 사람은 피부에 탄력과 윤기가 흐르며, 병을 모르고 젊게 살 수 있다.

또한 최근 늘어나는 것이 현대 사회에서 비롯된 스트레스로 생기는 질병이다. 직장이나 학교에서의 인간관계 문제, 집단 괴롭힘이나 따돌림, SNS에서 확산되는 거짓 소문이나 험담, 다른 사람과 단절되는 데에서 오는 불안, 보이지 않는 미래에 대한 걱정, 가정 문제, 수면 부족 등 너무나 많은 일이 개개인을 괴롭히며 스트레스를 만든다. 계속 인내하고 증상이 당장 나타나지 않았을 뿐 세상 사람은 대부분 정신적인 면에서 문제를 안고 있을 것이다.

정신적 스트레스에 시달리면 십이지장 궤양 등의 위장병으로 이어진다는 것은 예전부터 명백하게 드러난 사실이다. 게다가 최근의 연구에서는 스트레스 때문에 장내 플로라의 균형이 깨진다는 점이 확인되었고, 우울증, 자폐증, 치매 등 뇌신경에 관련된 병이 장에서 발생하는 경우가 많다고 알려져 있다.

이처럼 모든 병의 원인은 장 건강과 관련되어 있다고 해도 과언이 아니다. 따라서 장내 플로라를 아름답게 정돈하고 건강한 장으로 되돌리면 면역력이 최대로 높아져 온갖 병을 물리칠 수 있다. 이렇게 장 건강이 곧 몸 전체의 건강이라는 사실을 가장 먼저 알아두기 바란다.

4대 질병에서 5대 질병으로

•••

일본의 후생노동성은 일찍이 암, 뇌졸중, 심근경색, 당뇨병을 전국의 의료 계획에 포함해야 할 중대한 4대 질병이라고 정하고 대책을 마련해왔다. 그런데 2013년부터 새롭게 한 가지 질병이 추가되어 지금은 5대 질병이 되었다.

새롭게 추가된 질병은 바로 정신질환이다. 정신질환이라고 하면 오해를 받을 뉘앙스가 있지만 이른바 치매나 우울증 등이 중심이 되는 질병이다. 2012년 조사에 따르면 일본의 65세 이상 치매 환자는 462만 명으로, 2025년에는 약 700만 명에 이를 것으로 추정된다.

한편 WHO(세계보건기구)는 매년 세계 보건의 날에 국제 보건 의료 주제를 선정하는데 2017년 주제는 우울증이었다. WHO의 발표에 따르면 2017년 우울증 환자는 3억 명을 넘었고, 연간 80만 명이 자살한다고 한다. 일본의 후생노동성이 3년마다 조사하는 환자 조사에서 2014년 조사한 결과, 치료를 받은 환자 수는 112만 명이라고 하며 최신 데이터에서는 그 수치를 웃돌 가능성이 크다고 예상하고 있다. 이 수치는 치료를 받은 환자 수이므로 실제 치료가 필요한데도 받지 않은 사람, 또는 우울증 위험군이라고 생각되는 사람들까지 포함하면 잠재적인 환자 수는 몇 배가 될 것이다.

최근 감소하는 경향이기는 하지만 일본에서는 매년 2~3만 명이 자살을 하고, 그중 70% 이상이 우울증을 안고 있었다고 추정된다. 이토록 우울증이 급증하는 배경에는 인간관계, 업무, 수입, 생활에 관한 문제 등 둘러싼 환경이 크게 영향을 미친다고 보고 있다.

이 5대 질병을 예방할 수 있다면 얼마나 좋을까? 당뇨병이나 심근경색 등 온갖 생활 습관과 관련된 병과 암, 그리고 급속히 증가하는 우울증과 치매까지도 특정 내장기관을 소중히 다루면 어느 정도 극복할 가능성이 높아진다. 그 내장기관이 바로 장이다. 그리고 장이 건강해지는 방법 중 하나로 들 수 있는 것이 의외로 술이다.

술을 현명하게 마시면 건강해지고 병을 극복할 수 있다. 이는 허무맹랑하기만 한 이야기가 아니다. 술에는 우리를 취하게 하는 특수한 힘이 있다. 왜 그것이 건강을 위한 비결일까? 오히려 몸에 나쁜 것이 아닐까? 당연히 그렇게 느껴지겠지만 뒤에서 차근차근 분석하기로 하고 우선 장이 가진 7가지 기능부터 살펴보자.

장이 가진 7가지 기능

• • •

장이 음식을 분해하고 영양분으로 만들어 체내에 흡수하는 기관이라는 것은 잘 알려진 사실이다. 그러나 이외에도 장에는 몇 가지 역할이 더 있다. 우선 장이 가진 7가지 기능을 정리해보자.

① 소화 음식을 잘게 분해하는 작용이다.

② 흡수 분해된 소화물에서 당과 아미노산, 지방산, 수분 등 몸을 만드는 데에 필요한 영양소를 체내로 받아들이는 작용이다. 알코올은 위에서 20%, 장(소장)에서 80% 흡수된다.

③ 배설 영양소를 흡수한 후 불필요한 노폐물을 체외로 밀어내는 기능이다.

④ 합 받아들인 영양소에서 비타민과 호르몬, 효소 등을 만들어내는 일이다.

⑤ 면역 장내에 있는 면역 세포를 이용해서 병원균이나 바이러스 등에서 몸을 지키는 기능이다. 면역력의 약 70%는 장이 담당한다. 나머지는 매사를 보는 생각이나 사고방식 등 정신적인 부분이 담당한다.

⑥ 정혈 장내 노폐물의 부패를 방지하고 혈액을 깨끗이 하는 기능이다.

⑦ 해독 체외에서 들어온 화학물질 등의 악성 독소를 분해하고, 제거하는 기능이다.

장은 전체 길이가 약 6미터이고 내부는 미세한 주름이 있어 울퉁불퉁하다. 모두 펼치면 테니스코트 4분의 1 정도의 면적이 될 만큼 거대하며 7가지 기능을 우리가 모르는 새 24시간 매일 하고 있다.

이런 장의 기능에 빠질 수 없는 것이 장내 세균이다. 장에는

200종류, 100조 개의 장내 세균이 살고 있다고 한다. 어느 세균이 얼마나 있는지는 유전과 생활환경의 차이, 일상생활을 보내는 모습에 따라 개인차가 두드러진다.

튼튼하고 건강한 장에는 일정한 균이 모여서 아름답게 분포하고 있다. 이것이 장내 플로라라는 것이다. 장내 플로라에 대한 연구는 이제 막 시작한 단계이지만 몸 상태가 나쁜 사람, 면역력이 현저히 떨어진 사람들의 장내 플로라가 무너져 있다는 사실은 분명하다. 마치 꽃밭을 짓밟아서 화초를 잡아 뽑은 듯이 곳곳이 벗겨져서 황무지를 드러내고 있다.

장이 7가지 기능을 최대한 발휘하려면 이 장내 세균의 상태를 가능한 한 안정시켜 아름다운 상태로 관리해야 한다. 특히 나이를 먹을수록 인체는 노화하고 그에 따라 장내 세균의 상태도 나빠진다. 반대로 생각해서, 젊은 몸을 유지하고 싶다면 장내 세균을 항상 깨끗이 유지하면 되는 것이다.

음식이나 수분 등 외부에서 영양을 받아들여 몸의 건강을 유지하기 위한 창구는 거의 장이 담당하고 있다. 좋은 것은 점점 받아들이고 나쁜 것은 내쫓는 것이 장이 문지기로서 하는 역할이다.

술을 마시는 사람, 마시지 않는 사람

●●●

　그러면 기본적인 장의 지식을 정리한 시점에서 술 이야기로 돌아
가 보자. 나는 술을 아주 좋아한다. 그 탓에 예전에는 여러 실수도
저질렀는데, 이제는 나이도 있어서 과음하는 일은 일 년에 몇 번 안
되는 수준이다. 지금은 적당히 즐기는 정도로 마시고 있다.

　한편으로 술을 한 잔도 마시지 못하거나 냄새조차 싫다는 사람도
있다. 이런 차이는 어디에서 오는 것일까? 그것을 해명한 것이 쓰쿠
바 대학의 교수인 하라다 쇼지(原田勝二)다. 하라다 교수는 쓰쿠바
대학에 소속되어 있던 약 30년 전에 알코올과 유전자의 관계를 밝
혀냈다.

　알코올을 마시면 위에서 20%, 소장에서 80%를 흡수한다. 흡수
된 알코올은 간으로 보내져서 알코올 탈수소효소(ADH)의 작용으
로 아세트알데히드(acetaldehyde)라는 독성을 가진 분자가 된다. 다
음으로 아세트알데히드 탈수소효소(ALDH)로 인해 아세트산(acetic
acid)이 되고, 나아가 물과 이산화탄소로 분해되어 배출된다.

　당시에는 ADH가 술에 강한지 아닌지를 결정한다고 여겨졌으나
연구에 의해 ALDH 쪽에 유래한다고 밝혀졌다. 만취하거나 숙취를
겪는 것은 아세트알데히드가 빠르게 분해되지 않는 것이 원인이다. 그것
을 분해하는 ALDH의 일종인 ALDH2를 만드는 유전자의 결손 여

부가 술을 잘 마시는 체질인지 아닌지를 결정한다는 사실을 하라다 교수가 밝혀냈다. 이 ALDH2가 정상적으로 작용해서 아세트알데히드를 분해하는 힘이 강한 유전자는 N형이고 아세트알데히드를 분해하지 못하는 결손 ALDH2를 가진 유전자는 D형이라고 한다.

사람의 유전자는 부모에게 하나씩 물려받아 구성되므로 N과 D를 받아서 조합하면 NN형, ND형, DD형 이 3종류가 존재하게 된다. NN형을 가진 사람이 아세트알데히드의 분해 능력이 매우 높은 사람, 즉 술에 강한 사람이다. 반대로 DD형은 아세트알데히드 분해 능력이 상당히 낮으므로 알코올을 전혀 마시지 못하는 사람이 된다. ND형인 사람은 어느 정도 술을 마실 수 있지만 그리 강하지 않아서 바로 얼굴에 드러나는 사람이다.

NN형과 비교하면 ND형은 아세트알데히드의 분해에도 시간이 걸린다. 술에 취해도 아무렇지도 않은 타입은 NN형, 숙취나 피로가 남는 타입은 ND형일 가능성이 크다.

또 하라다 교수의 연구에서 흥미로운 점은 백인과 흑인의 대부분이 NN형이며 ND형, DD형인 D형 유전자를 가진 사람은 몽골로이드 인종(황인)밖에 없다는 점이다. 일반적으로 일본인의 각 형 비율은 NN형 50%, ND형 40%, DD형 10%라고 한다.

서양인은 일을 하는 평일 점심에 술을 마시기도 하는데, 술을 분해하는 능력이 매우 뛰어나기 때문에 일에 별로 지장을 받지 않는다.

알코올의 흡수·분해 구조

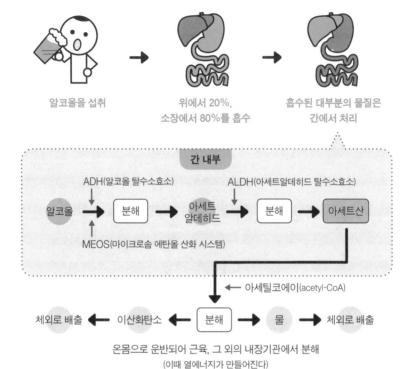

알코올을 섭취

위에서 20%,
소장에서 80%를 흡수

흡수된 대부분의 물질은
간에서 처리

간 내부

ADH(알코올 탈수소효소)

ALDH(아세트알데히드 탈수소효소)

알코올 → 분해 → 아세트알데히드 → 분해 → 아세트산

MEOS(마이크로솜 에탄올 산화 시스템)

← 아세틸코에이(acetyl-CoA)

체외로 배출 ← 이산화탄소 ← 분해 → 물 → 체외로 배출

온몸으로 운반되어 근육, 그 외의 내장기관에서 분해
(이때 열에너지가 만들어진다)

알코올은 소화되지 않고 일반적으로 위에서 20%, 소장에서 80% 흡수되어 간에서 약 90%가 분해(해독)된다. 간에서 분해되지 않은 알코올은 혈관을 통해 온몸을 돌아 다시 간으로 돌아온다. 알코올 중 약 10%는 분해되지 않은 채 땀과 소변, 호흡으로 체외에 배출된다.

소화관 내의 알코올은 음주 후 1~2시간에 거의 흡수된다. 음주 후 알코올의 혈중 농도는 30분에서 2시간 사이에 절정으로 올라가고 그 후 내려간다. 안주와 함께 천천히 술을 마시면 알코올이 위에 머무는 시간이 길어져 흡수가 느려지므로 혈중 농도도 낮게 억제된다. 참고로 맥주 500ml만큼의 알코올을 분해하려면 개인차가 있지만 약 3~4시간이 걸린다.

반면에 황인은 얼굴에 드러나거나 가볍게 취하는 사람이 많기 때문에 백인처럼 점심에 술 마시는 것은 권하지 않는다. 체질이 전혀 다른 것이다.

이 연구에서는 몽골, 중국, 한국, 일본, 그리고 서쪽으로는 인도와 동유럽의 일부에 D형을 가진 사람이 존재한다고 밝히고 있는데, 그 지역은 칭기즈칸으로 알려진 몽골제국이 지배한 지역과 거의 겹친다. 즉 몽골인의 상당수가 D형을 전 세계에 퍼뜨렸다고 생각할 수 있다. 현재는 국제결혼이나 이민 등이 많이 이루어지므로 전 세계에 D형을 가진 사람이 한층 더 퍼지고 있을 것이다.

일본 내의 분포를 보면 홋카이도와 도호쿠 같은 북쪽 지역, 규슈와 오키나와 같은 남쪽 지역에 술을 잘 마시는 NN형이 많고, 오히려 간토, 주부, 교토와 오사카 같은 중부 지역에는 D형을 가진 사람이 많이 분포하고 있다. 즉 술집으로 유명한 아키타와 니가타, 소주가 유명한 규슈와 오키나와 사람이 술에 강한 경향을 보인다. 그래서 그 지역에서 질 좋은 전통 술이 꾸준히 생산되지 않았을까?

연습하면 술을 잘 마시게 된다는 착각

● ● ●

NN형, ND형, DD형 3종류 중 어느 유전자형인지에 따라 술에 강한지 약한지를 판단할 수 있는데, 이는 타고난 것이다. 게다가 유전자 구조이므로 평생 바뀔 일이 없다.

예전부터 "술은 많이 먹으면 먹을수록 잘 마시게 된다."라는 그럴 듯한 말이 있었다. 대학모임에서 선배가 이런 말을 하며 억지로 술을 먹인 적이 있지 않은가? 그러나 앞서 언급했듯이 체질적으로 술을 마시지 못하는 사람은 아무리 연습한다고 해도 쓰라린 기억을 반복할 뿐 잘 마시게 되지 않는다. 가능하다고 해도 겨우 한 잔이다.

연습해서 술을 잘 마시게 되는 사람에는 두 가지 유형이 있다. 일단 선천적으로 NN형이라서 잘 마시는 사람이지만 그것을 본인이 깨닫지 못했던 유형, 술에 흥미가 없거나 마실 기회가 전혀 없었기 때문에 자신의 소질을 몰랐던 유형이다. 다른 사람이 술고래처럼 술 마시는 모습을 싫어해서 술을 피했는데 막상 자신이 술을 마셔 보니 의외로 잘 마시는 일도 있다.

사실 정말로 연습해서 잘 마시게 되는 경우도 있다. 대개 ND형이 그런 경우에 해당한다. 마실 기회가 적었거나 마셔도 바로 얼굴이 빨개져서 술을 싫어했던 사람이 몇 번 마시는 동안 '다음 날 숙취가 조금 있지만 술을 못 마시는 건 아니었어.'라고 발견하는 것이다. 혹은 술 자체를 좋아해서 무심코 마시다가 다음 날 숙취로 고생하지만, 그래도 회복하면 또 마시고 싶어 하는 경우도 있다. 그렇게 많이 마시지는 않아도 술을 좋아하는 사람도 있다. 이런 사람들이 연습해서 잘 마시게 되는 경우다.

술을 늘려서 많은 사람과 교류하고 즐거운 시간을 보내면 좋겠지만, ND형인데 일단 술을 많이 마시고 보는 사람은 과음하지 않도록 해야 한다. 알코올 처리 능력이 NN형에 비해 낮기 때문에 우쭐한 마음으로 술을 마셨다가는 다음 날 후회하게 된다. 또 간이 알코올을 분해하는 데에 쫓겨서 남은 포도당이 중성지방으로 바뀌어 지방간이나 내장지방이 생기고, 대사증후군에 쉽게 걸린다. 그것이 진행되면 간암 등으로 이어질 가능성이 매우 크다.

노력하면 술을 잘 마실 수 있다는 인식은 기본적으로 착각이다. 20대, 30대라면 기초 대사량이 높아서 지방이 많이 축적되지 않지만 기초 대사량은 나이를 먹으면서 점점 떨어진다. 평소 운동을 해서 대사량을 올리지 않은 채 젊은 시절과 똑같은 음주 습관이나 식생활을 지속하면 10년, 20년 후에 생활 습관병에 걸릴 예약을 하는 셈이며 결국 후회하게 된다. ND형인 사람은 특히 젊을 때부터 음식에 주의해야 한다.

술을 피하면 수명이 단축되는 사람도 있다

• • •

인간이 본래 가지고 있는 면역력이라는 치유 능력은 자신 이외의 악질 세균이나 악성 세포를 물리친다. 따라서 어지간히 특수한

예가 아닌 한 기본적으로 인간의 몸은 대부분의 감염증, 알레르기 질환, 암 등을 장내 세균에 의한 면역력으로 격퇴할 수 있다. 게다가 면역력은 알츠하이머형 치매, 우울증, 자폐증 등의 정신질환에게서 몸을 지키고, 몸의 산화에서 오는 노화현상까지도 억제할 수 있다. 면역력으로 인해 사람이 살아가는 것이다.

장내 세균으로 면역 조직이 활성화되어 인체의 면역 중 70%를 장이 담당한다. 면역력이 작용하지 않으면 사람은 아주 쉽게 죽고 말 것이다. 그러므로 장내 세균을 건강한 상태로 유지해야 한다.

그러나 예전과 달리 아이들이 철저한 보호를 받으며 거의 무균 상태나 다름없이 자라고 있어 장내에 세균이 제대로 자라지 않아 몸이 작은 일에도 아프게 되었다. 예전 어린이들은 야산을 달리고, 흙과 모래를 가지고 놀았다. 맨발로 지면을 달리고 나무에 올라서 무릎이 까지거나 바닥에 구르기도 했다. 이렇게 자연과 어울려 노는 상황에서 지내면 가끔 더러운 손을 핥거나 더러운 물을 무심코 마시기도 해서 잡균과 어울리며 일상을 보내게 된다. 인간의 장내 세균 종류는 1세 반에 정해진다고 한다. 또 최악의 세균이라고 생각되는 대장균도 사실 어느 정도 장내에 서식하지 않으면 저항력이 생기지 않아 면역력이 약해진다.

예를 들어 궤양성 대장염이라는 난치병이 있다. 대장의 점막에 궤양이 생겨서 설사, 복통, 발열 등을 반복하는 병인데, 해가 갈수록 환자가 증가하고 있어 국가적인 난치병이 되고 있다. 이 병의 효과적인 치료법 중 하나가 건강한 사람의 변을 환자의 장내에 이식하는 방법이다. 다른 사람의 변을 몸에 넣는다는 것 자체는 거부반응이 강할 테지만, 환자는 장내 세균의 대다수가 사멸해서 장내 플로라가 매우 황폐해져 있으므로 스스로 나을 수가 없다. 그래서 건강한 사람의 변에 포함된 장내 세균을 몸에 이식하는 것이다. 이렇게 새롭게 들어간 장내 세균이 자리를 잘 잡으면 대장염을 극복할 가능성이 커진다.

이렇게 장내 세균이 감소하면 건강을 해칠 수 있다. 이런 병이 해마다 증가하는 것도 오히려 결벽증 수준으로 깨끗한 생활이 불러일으킨 악영향 때문이라고 생각한다.

또한 현대인에게 커다란 병이 스트레스다. 스트레스가 모든 병의 원인이라는 것은 앞에서도 언급했는데 사소한 일이라도 스트레스를 받으면 몸에 부하가 걸린다. 이것은 술과도 관련되어 있다. 사실 앞서 언급한 NN형 유전자를 가진 사람, 즉 술을 잘 마시는 사람들은 오히려 매일 술을 마시지 않으면 스트레스가 쌓이는 경향이 강하다. 일반적으로 "술은 매일 마시면 안 된다. 일주일에 한 번은 반드시 간을 쉬게 해야 한다."는 말도 있을 정도다. 이것은 어떤 의미로는 진실이며 한편으로는 거짓이다.

술을 잘 마시는 NN형은 간이 쉬도록 고의적으로 금주 생활을 하면 스트레스가 쌓여서 몸에 좋지 않다. 담배를 피우는 습관이 있는 사람이 금연을 하면 짜증이 나서 작심삼일이 되는 것처럼 술을 잘 마시는 사람은 마시지 않으면 짜증이 심해진다. 스트레스가 심해지면 장내에 유해균이 증가해서 장내 세균의 균형이 무너진다.

술을 마시지 못하는 DD형인 사람은 굳이 마실 필요가 없으므로 이 경우와 관계가 없다. ND형인 사람들은 매일 마셔도 나쁘지는 않지만, 가능하다면 가끔씩 마시지 않는 날을 만드는 편이 좋다. 간이 쉬는 날이 필요한 것은 ND형인 사람이다.

다만 술을 잘 마시는 NN형 사람이라도 한계가 있다. 술을 마셨을 때 유전자의 상태를 조사한 연구가 있는데, 그 연구에 따르면 NN형의 섭취 알코올의 상한선은 100g까지라고 한다. 주량으로 바꾸면 NN형인 사람의 상한선은 맥주 큰 병으로 2병, 사케는 360ml 정도까지가 적정량이며, 몸에 영향을 주지 않는다. 이것을 넘어서 매일 마시면 아무리 술을 잘 마시는 유형이라도 장내 균형이 무너지기 시작한다.

술을 마셨을 때 얼굴이 빨개지는 ND형인 사람은 간이 쉬는 날을 일주일에 한 번 설정한다는 전제로 맥주 중간 크기 1병, 사케는 180ml 정도라면 일주일에 6일이 적당하다고 판단된다.

또한 술을 마시는 최대의 이점은 일상생활에서 쌓인 스트레스의 해소이므로 즐겁게 마신다는 것이 조건이다. 가령 싫어하는 상사나 동료와 억지로 술을 마시면 오히려 스트레스가 많아질 것이다. 괴로운 일상에서 벗어나 기분을 전환하려고 집에서 술을 잔뜩 마시고 그대로 잠이 드는 것도 수명을 단축시키는 최악의 습관이다.

이렇게 해서는 술을 마시는 의미가 없으므로 마음이 맞는 친구와 마시거나 영화나 독서 등을 즐기면서 혼자 천천히 마시는 편이 훨씬 의미가 있다. 다만 이런 경우 무심코 오랜 시간 마시게 되어 양이 많아질 수 있으니 주의해야 한다.

술은 스트레스를 받지 않는 상황에서 체질에 맞게 적정량을 마셔야 한다. 이것이 가장 중요하다.

자기 전에 마시는 술은 몸에 어떤 영향을 줄까?

• • •

밤에 술을 마시지 않으면 도통 잠이 오지 않는 사람이 있을 것이다. 만약 그렇다면 조금 주의하자. 일반적인 생활에서 보통은 밤이 되면 잠이 온다. 낮에 가장 활발하게 활동하기 위해 필요한 수면 시간은 7~8시간이다. 그러나 날이 갈수록 노동 환경이 열악해지면서 수면 시간을 8시간씩 확보하지 못하는 사람이 늘어나고 있다.

사람의 수면 구조에는 몇 가지 뇌내 호르몬이 관여하고 있다. 우선 중요한 것은 멜라토닌(melatonin)이라는 호르몬이다. 멜라토닌은 수면 리듬을 조절하는 호르몬으로 아침 햇살을 받은 뒤 약 15시간 후부터 분비되기 시작한다. 뇌가 각성하고 있는 상태에서는 교감신경이 활발하게 활동하고 있다. 이런 교감신경이 휴식하고 부교감신경으로 전환되면 기분이 편안해지고 뇌가 휴식을 원해서 잠을 자게 된다.

자고 있는 동안에 코르티솔(cortisol)이라는 호르몬이 분비되기 시작해서 새벽 무렵에 절정을 맞이한다. 이 코르티솔은 몸을 수면 모드에서 활동모드로 전환하는 기능이 있다. 참고로 자고 있는 동안에 코르티솔이 에너지를 소비시켜 체온과 혈당치를 올리고 맥박과 호흡을 안정시킨다. 이렇게 일어나서 활동할 수 있는 자세를 만들어둔다.

아침 햇살을 받으면 멜라토닌의 분비가 감소하고 대신 세로토닌이라는 신경물질이 분비된다. 이것은 부교감신경에서 교감신경을 우위로 하는 호르몬으로, 이 작용이 일어날 때 몸은 재가동되며 하루를 시작하도록 조절된다. 이것이 기본적인 수면의 구조다.

자고 있는 동안에는 렘수면과 논렘수면이라는 수면 상태가 교대로 발생한다. 간단히 말하자면 렘수면은 얕은 수면 상태이고, 논렘수면은 깊은 수면 상태를 말한다. 보통 잠이 들면 먼저 깊은 수면인 논렘수면에 들어가고 약 1.5시간 후에 얕은 수면인 렘수면으로 바뀐다. 그리고 또 1.5시간 후에 논렘수면이었다가 다시 렘수면으로 번갈아 바뀐다. 점점 수면 깊이의 차이가 줄어들다가 최종적으로 눈이 떠진다. 잠에 든 초반에는 주로 깊은 수면이 우선되고 새벽 무렵이 되면 전체적으로 수면이 얕아진다. 꿈을 꾸는 것은 주로 이 시간대다.

이야기가 조금 길어졌지만, 이 수면의 구조는 술과 어떻게 연관되어 있을까? 술에 잔뜩 취해서 저도 모르게 곯아떨어지는 상태는 진정한 의미로 수면이 아니다. 거의 정신을 잃는 상태에 가깝다고 하겠다. 그때 수면 자체의 수준은 렘수면 정도의 상당히 얕은 수면이며 잠들 무렵의 깊은 논렘수면을 얻지 못해 몸에 피로가 남는다. 게다가 밤중에 알코올이 대사되므로 새벽에 알코올의 이뇨작용으로 잠이 깨서 수면에 방해를 받는다.

애초에 알코올 자체가 교감신경을 흥분시키는 작용을 한다. 자기 전에 술을 마시고 잠이 오지 않은 적이 있는가? 알코올을 밤늦게 마시면 멜라토닌에 의한 부교감신경으로의 전환, 즉 휴식 모드로 들어가는 것에 방해를 받아 각성모드로 되돌아간다. 그래서 오히려 바로 잠이 들지 않는 상태가 된다.

아무리 노력해도 자기 전에 술을 마시지 않으면 잠이 오지 않는 사람은 혹시 알코올 의존성 수면장애라는 병일지도 모른다. 이것은 문자 그대로 알코올의 힘을 빌리지 않으면 잠이 오지 않을 것 같은 마음이 들어 술을 마시지 않으면 불안해지는 병이다. 자기 전에 대량으로 술을 마시는 습관이 생기면 경우에 따라서는 뇌에 장애가 생기기도 한다. 자기 전에 술을 마시지 않으면 잠이 오지 않는 사람은 술이 아니라 수면유도제 등을 이용하는 편이 몸에 낫다.

다만 잠을 자기 전에 아주 조금의 술을 마시는 것은 몸이 따뜻해지고 편안해지므로 문제가 없다. 이것을 나이트캡(nightcap)이라고 한다. 이때는 병맥주 한 캔, 와인 한 잔, 위스키도 싱글 한 잔 정도가 상한선이다. 과음을 하고 집에 돌아와서 잠이 드는 경우에 대해서는 130쪽에서도 설명하겠다.

장을 비롯한 몸이 산화하기 때문에
우리 몸이 노화된다

•••

장에 나쁜 불건전한 식생활을 지속하면 중년이 된 후 점점 노화가 진행되어 당뇨병이나 동맥경화 등의 생활 습관병, 나아가 알츠하이머형 치매를 일으키는 원인이 된다. 이러한 식생활은 몸에 활성산소를 넘치게 해서 혈관 등에 손상을 주기 때문이다.

자세한 내용은 후술하겠지만(219쪽 참조), 사람의 에너지 생산 시스템에는 두 종류가 있다. 해당 과정과 미토콘드리아의 작용이다. 미토콘드리아는 효율적으로 생체 에너지를 생산하는 한편, 상태가 좋지 않으면 유해한 활성산소도 동시에 생성한다. 활성산소가 몸 안에서 제대로 제거되지 않으면 몸이 점점 손상을 입어서 노화와 병이 진행된다.

나는 예전에 스트레스와 좋지 않은 식생활 탓에 당뇨병에 걸렸다. 말로는 건강을 이야기하면서 실천은 하지 않은 것이다. 모두에

세포의 엔진과 활성산소의 관계

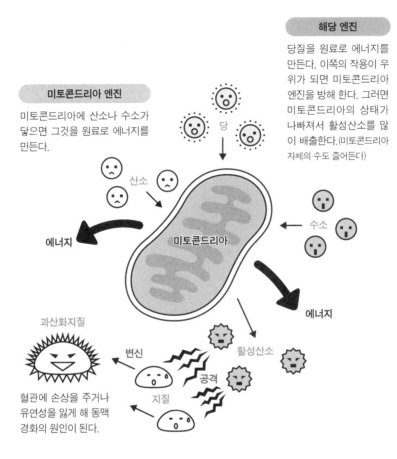

미토콘드리아 엔진

미토콘드리아에 산소나 수소가
닿으면 그것을 원료로 에너지를
만든다.

해당 엔진

당질을 원료로 에너지를
만든다. 이쪽의 작용이 우
위가 되면 미토콘드리아
엔진을 방해 한다. 그러면
미토콘드리아의 상태가
나빠져서 활성산소를 많
이 배출한다.(미토콘드리아
자체의 수도 줄어든다)

당

산소

미토콘드리아

에너지

수소

에너지

과산화지질

변신

활성산소

공격

지질

혈관에 손상을 주거나
유연성을 잃게 해 동맥
경화의 원인이 된다.

활성산소는 살아가는 동안 매일 발생하는데, 젊고 건강할 때는 그것을 자력으로 제거할
수 있다. 그런데 제거가 잘 되지 않아 활성산소가 우위를 점하면 몸이 산화해서 노화가
진행된다. 당질을 에너지원으로 하는 해당 엔진과 산소를 연소시켜 효율적으로 에너지
를 생산하는 미토콘드리아 엔진의 균형을 맞추는 것이 중요하다.

출처: 『名医が教える世界一の「長寿食」』(藤田紘一郎 著, 宝島社)

게 면역과 장내 세균의 중요함을 호소하면서 정작 자신은 실패했다는 것이 솔직한 심정이다. 분명한 것은 나 자신이 이런 체험을 했기에 지금처럼 자신 있게 말하게 되었다는 점이다.

당뇨병을 해결하려면 당질을 제한하는 것이 왕도이므로 정말 좋아했던 백미, 라면, 빵 등을 가급적 먹지 않으려고 했다. 장내 세균의 영양이 되는 해조류, 우엉, 양배추 등 앞으로 소개할 장에 좋은 여러 식재료를 철저히 먹는다는 방침을 세웠다. 그 노력이 효과를 거두어 현재는 당뇨병을 극복한 상태다.

84kg이었던 체중도 현재는 73kg까지 줄었고, 그대로 유지하고 있다. 장내 플로라가 안정되어 있으므로 면역력이 증가하고 머리숱도 늘어났으며 피부는 실제 나이보다 10살 정도 젊어 보인다.

사람이 노화하는 원인은 편중된 식사, 스트레스, 운동 부족 등으로 활성산소가 생겨나 그것이 혈관에 손상을 주어 몸이 산화하기 때문이다. 그런 스트레스 대책으로 음주 방법을 궁리하는 것은 매우 중요하다. 이 내용은 2장에서 자세히 설명하겠다.

증가하는 장 누수 증후군
- 최신 장의 질병 ①

• • •

장은 온갖 병의 원인을 만든다고 설명했는데, 여기에서 장 자체가 악화되는 일로 생기는 질병 몇 가지를 소개하겠다. 비교적 새로운 병명인데, 텔레비전이나 잡지에서 최근 빈번히 언급되므로 알고 있는 사람도 많을 것이다.

먼저 언급하고 싶은 것은 장 누수 증후군(leaky gut syndrome)이라는 병이다. 명칭이 낯선 사람도 있겠지만, leaky는 '새다'라는 의미이고, gut는 '장'을 의미한다. 그래서 장 누수 증후군라는 명칭이 되었다. 장의 내측을 덮고 있는 점막에 구멍이 나서 세균이나 단백질 등 이물이 혈액에 흘러들어가는 병이다.

앞에서 말했듯이 장은 영양을 몸에 받아들이기 위한 문의 역할을 하면서 외부와 접촉하는 기관 중 하나다. 장의 점막은 그 문지기로서 장내에 받아들여도 되는 좋은 물질과 나쁜 물질을 판단하고, 나쁜 물질은 면역 기능을 통해 무해한 것으로 분해해서 체외로 배출한다.

그런데 장벽에 구멍이 나면 장의 방어 기능이 작용하지 못하게 된다. 장벽이 손상되는 원인은 스트레스, 불규칙한 생활, 과식, 과음, 독한 약의 영향 등으로 다양하다. 장의 면역 기능이 떨어지면 장 자체를 시작으로 온몸의 염증까지 이어져서 궤양성 대장염이나 크론병 등, 난치병을 일으킬 가능성도 있다.

또한 장의 구멍에서 혈액으로 들어간 바이러스나 유해물질이 혈액과 함께 몸의 각 부분으로 가서 여러 곳에 염증을 일으키거나 습진, 발열 등을 초래해 당뇨병, 간질환, 심근경색, 뇌혈전 등 다양한 병을 일으키는 요인도 된다.

장 누수 증후군은 나이를 먹을수록 발생 위험이 커진다. 고령이 될수록 장내 세균의 질에 변화가 나타난다. 장내에 유익균을 키우는 요구르트나 올리고당, 식이섬유 등을 의도적으로 먹지 않으면 장을 지키는 짧은 사슬 지방산(short-chain fatty acid)이 감소해서 장의 점막을 만드는 점액 분비가 감소하고, 유해균이 널리 퍼져 장에 구멍이 나는 장 누수 증후군을 일으킨다.

이 질병은 엄밀히 말해서 확실한 의학적 치료법이 현재는 없다. 약이나 수술 등의 방법이 없다는 것이다. 낫기 위해서는 식생활을 개선하고 영양의 균형을 조절해야 한다. 먼저 가볍게 단식을 해보거나 발효 식품을 많이 섭취하거나 가공 식품과 인스턴트 식품을 먹지 않도록 해서 천천히 장내 세균을 안정시켜야 한다. 폭음과 폭식도 위험하다. 간단하고 영양 균형이 맞는 식사를 배가 조금 덜 차는 정도로 먹자. 그리고 된장국이나 낫토 등의 발효 식품을 먹는 편이 알맞다. 밥도 현미로 바꾸는 편이 좋을 것이다.

업무와 생활면에서 스트레스를 줄이기 위한 방법을 생각해서 실천하자. 식생활과 정신적인 면에서 몸을 안정시켜 장내 세균을 늘리는 노력을 하는 것이 장 누수 증후군을 개선하는 지름길이다.

지금 주목하는 희귀병 SIBO란?
- 최신 장의 질병 ②

● ● ●

지금까지 장내 세균의 중요성에 대해 이야기했지만, 여기까지 읽었다고 해도 다시금 문제가 있다. 장내 세균은 도대체 어디에 있는 것일까? 장 속에 있다고 답할 수 있겠지만 절반만 맞는 대답이다. 정확하게는 주로 대장에 있다. 대장에는 약 100조 개, 1.5kg 정도의 장내 세균이 존재하는데 위와 대장의 사이에 있는 소장에는 장내 세균이 겨우 만 개 정도로 조금밖에 존재하지 않는다.

외국에서는 이미 전부터 알려져 있었지만, 소화기 질병 전문의인 에다 클리닉의 에다 아카시(江田証) 원장이 외국의 사례를 소개한 소장의 질병 SIBO(소장 세균 과증식)가 지금 관심을 모으고 있다. SIBO는 소장 내에 본래 조금밖에 없는 장내 세균이 증식해서 반복적인 설사, 변비, 복통을 겪고 배가 자주 우르르 울리거나 방귀가 증가하는 증상이다. 방치해두면 장내 세균이 더욱 증식해서 비만, 빈혈, 역류성 식도염, 나아가 암이나 우울증으로도 이어지는 병이다. 소장에 세균이 증식해서 가스가 발생하는 것이 원인이다.

대장에는 장내 세균이 많이 번식하며 다양한 분해, 합성, 흡수 등의 기능을 하고 있다. 또한 장의 구조 자체가 강하고 주름이 있어서 신축하는 구조로 되어 있다. 반면에 소장은 위에서 소화된 음식물에서 영양소를 흡수하지만, 연동 운동의 속도가 빠르기 때문에 세균이 붙을 시간이 적다. 이런 이유에서 장내 세균이 그다지 번식하지 않으므로 소장 자체가 대장만큼 튼튼한 구조는 아니다. 그래서 대량의 가스가 발생하면 소장이 부풀어 복부팽만감이 커지고 방귀나 트림이 나오게 된다. 역류성 식도염은 소장의 가스가 역류하면서 위산도 함께 역류해 식도에서 목구멍으로 올라온 산이 식도에 염증을 일으키며 생기는 것이다.

사실을 말하자면 나는 면역을 연구하면서 몸 상태를 조절하기 위해 백미나 밀가루를 가급적 먹지 않도록 당질을 제한하고, 장내 세균을 안정시키기 위한 식생활을 지속해왔지만, 최근 배에서 소리가 나고 역류성 식도염 증상이 나타났다. 그래서 혹시나 SIBO가 아닌지 의심스러웠다.

재빨리 장 누수 증후군 등에 효과적이라는 본브로스를 시도했다. 본브로스는 뼈를 장시간 우려낸 수프다. 미국 뉴욕에 있는 브로드라는 본브로스 전문점에서 닭뼈나 소뼈 등을 채소와 함께 제대로 끓인 반투명의 수프가 미용에 효과적이라고 알리며 인기를 끌었다. 그러다 본브로스 수프에는 미용 효과만이 아니라 내장기관의 염증을 억제하는 항염증 효과와 장내 기능을 되살리는 면역 시스템의 개선 효과가 있다는 점도 알려져 건강 수프로 인기가 상승했다.

만드는 방법은 다양하므로 인터넷 등에서 조사하면 많은 요리법이 나올 것이다. 가정에서 만들기 쉬운 것은 기본적으로 닭뼈를 채소와 끓인 수프일 것이다. 본래 24시간 정도 끓일 필요가 있다고 하지만, 압력솥 등을 이용하면 좀 더 간단히 만들 수 있다.

나는 일단 스스로 체험하지 않으면 만족하지 못하는 성격이라 재빨리 본브로스를 만들어 마시고, 장 누수 증후군의 치료와 동시에 반나절을 단식하면서 자주 공복 시간을 만들려고 했다. 그 결과 장 컨디션이 부활했다. 엄밀히 말해 SIBO라고 판정된 경우는 아니었지만 증상을 보아 의사로서 스스로 진단을 내리고 효과를 봤으므로 비슷한 증상을 안고 있는 사람은 시도해볼 가치가 있다고 생각한다.

치매를 유발하는 호모시스테인

••••

치매의 원인으로 비교적 새로 알려진 호모시스테인(homocystein)에 대해 소개하겠다. 1960년대에 미국의 의사가 혈액에 포함된 호모시스테인이라는 아미노산의 이상이 동맥경화와 뇌경색을 일으킨다는 것을 발견했다. 호모시스테인은 엽산이나 비타민B12에 의해 메티오닌(methionine)이라는 안전한 물질로 분해되어 몸의 건강을 유지하는데, 비타민B군이 부족하면 호모시스테인이 지나치게 증가해서 시스테인이라는 염증물질이 된다. 그것이 혈관의 성분인 콜라겐의 질을 떨어뜨려 동맥경화나 골다공증을 일으킨다. 그리고 뇌로 가면 뇌의 위축이나 알츠하이머형 치매를 발생시킨다는 것이 나중에 밝혀졌다.

이것을 방지하려면 호모시스테인의 수치를 높이지 않기 위해 호모시스테인을 점차 메티오닌으로 분해해야 한다. 그러기 위해 필요한 것이 비타민B군이다. 그중에서도 특히 엽산과 비타민B12가 중요하다. 엽산과 비타민B12는 DNA의 합성에도 필요하며 태아의 성장에 꼭 필요하므로 임신 중인 여성에게도 중요하다.

엽산은 멜로키아, 방울양배추, 브로콜리, 시금치, 쑥갓, 아스파라거스 등에 많이 함유되어 있다. 술을 마실 때도 엽산을 확실히 보충하고 호모시스테인 수치를 낮게 유지할 만한 음식을 먹자. 비타민B군에 대해서는 172쪽에서도 자세히 설명하겠다.

장내 세균이 가장 균형적인 상태는?

•••

술을 맛있게 마시고 싶다면 일상적으로 위장의 상태를 조절해둘 필요가 있다. 그때 가장 먼저 생각해두어야 하는 것은 장내 플로라의 상태다. 장내 플로라는 모든 몸의 균형을 조절하는 주축이 되기 때문이다.

장내 플로라의 가장 좋은 균형은 장내에 많은 유익균, 약간의 유해균, 그리고 어느 쪽에도 속하지 않는 중간균이 어느 정도 존재하는 것이다. 중간균은 유익균이 많으면 유익균과 같은 작용을 하고, 유해균이 증가하면 유해균의 편이 되는 성질이 있다.

이런 말을 들으면 유해균을 없애면 되겠다고 생각하기 쉽지만, 유해균을 전부 퇴치하면 오히려 장내의 방어가 안일해진다. 예를 들어 유해한 다른 세균이 들어왔을 때 어느 유해균은 그 유해균을 제거하려고 하는데, 유해균이 없으면 그런 작용이 일어나지 않게 된다. 또 몸의 중요한 영양소 중 하나이며 식이섬유의 일종으로, 물에 녹지 않는 셀룰로오스를 분해해주는 기능도 있는데 그것도 없어질 것이다. 다만 유해균이 지나치게 증가하면 단백질이나 아미노산을 분해하고 암모니아 등의 유해물질을 만들어 장기를 손상시키고 심근경색이나 암 등의 생활 습관병을 일으키는 것도 사실이다.

유해균은 셀룰로오스의 분해 등으로 자주 일을 시키면 증가할 여유가 없어 일정 수를 유지할 수 있다. 이것은 유해균과 유익균의 장내 균형을 조절하는 방법 중 하나다. 유해균이라고 해도 몸에 좋은 영향을 미치기도 하므로 중요하게 생각해야 한다.

그리고 유익균의 먹이가 되는 올리고당을 포함한 콩류, 과일류

장내 세균의 균형(장내 플로라)이 건강을 좌우한다

2 : 7 : 1

유익균

유산균
비피더스균 등

미용이나 건강에 중요한 작용을 하는 물질을 만들어낸다. 유해균의 침투나 증식을 방해하거나 장운동을 촉진해서 장 상태를 조절한다.

중간균

박테로이데스
유박테리움
대장균(무독주)
혐기성 연쇄구균 등

우세한 쪽의 편이 된다. 유익균이 증가하면 중간균이 편이 되어 유익균이 우성이 된다. 반대로 유해균이 증가하면 유해균이 우세해진다.

유해균

대장균(유독주)
웰슈균
포도구균 등

유해물질을 만들어낸다. 지나치게 증가하면 변비나 설사 등 장 상태가 나빠진다. 유해한 균을 격퇴하는 역할도 한다. 유익균과의 균형이 중요하다.

장내 환경을 안정시키면 좋은 효과가 다양하게 나타난다. 먼저 면역력이 높아진다. 면역 세포의 70%는 장내에서 만들어지므로 장내 환경이 좋아지면 저절로 면역력이 높아진다. 다음으로 행복 호르몬이라고 불리는 세로토닌(기쁨이나 쾌감을 뇌에 전달)이나 도파민(뇌에 의욕을 전달)이 많이 생성된다. 또 B2, B6, B12, K 등의 비타민균이 많이 합성된다. 이 외에도 병을 예방하고 병원균이나 유해물질을 배출하는 작용이 향상된다.

등을 먹어 유익균을 늘리자. 즉 장내 세균의 적절한 균형을 맞추려면 셀룰로오스를 포함한 불용성 식이섬유 등 유해균을 작용하게 하는 채소를 먹고, 유익균을 늘리는 콩류를 먹으면 된다. 그렇게 하면 유해균은 셀룰로오스를 분해하면서 일정한 수를 유지하고, 중간균은 유익균의 지원군으로 작용한다. 이것이 이상적인 장내 환경이다. 불용성 셀룰로오스를 많이 함유한 식재료에는 콩, 강낭콩, 팥, 목이버섯, 말린 표고버섯 등이 있다.

아기는 태어난 순간에는 무균 상태다. 생후 모유를 먹으면 유당과 올리고당 등을 재료로 해서 비피더스균 같은 유익균이 늘어난다. 이유기가 되어 여러 가지를 먹게 되면 유독한 대장균이나 연쇄구균, 박테로이데스 등의 중간균과 함께 유독한 대장균, 웰슈균 등의 유해균이 체내에 들어온다. 유해균도 필요악이라서 장내 세균으로 받아들이면 면역 기능이 활발해진다. 아이를 지나치게 청결하게 키우면 오히려 몸이 약한 아이로 자라서 나중에 알레르기 체질이 될 수도 있다. 어린 시절에 어떻게 자라느냐가 중요하다.

유해균이 늘어나면 중간균은 유해균의 편이 되므로 눈 깜짝할 새에 장내에서 유해균이 우세를 차지하게 된다. 그러므로 적극적으로 식생활을 개선하고, 요구르트나 낫토 등의 발효 식품, 식이섬유, 올리고당 등을 섭취해서 유익균이 우세가 되는 상태를 만들어야 한다.

나이를 먹으면서 유익균의 비율은 줄어들고 유해균과 함께

장내 환경은 나이를 먹거나 생활 습관으로 달라진다

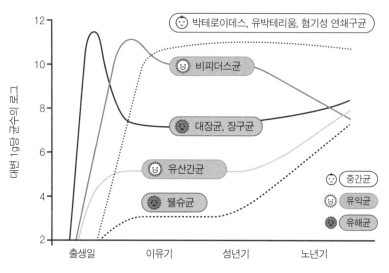

연령과 함께 변해가는 장내 세균

박테로이데스, 유박테리움, 혐기성 연쇄구균

비피더스균

대장균, 장구균

유산간균

웰슈균

중간균

유익균

유해균

대변 1g당 균수의 로그

출생일　　이유기　　성년기　　노년기

출처: 光岡知足「ウェルネス·レター」No.4、2003 年

장내 세균의 종류나 수는 연령과 함께 달라진다. 태어난 직후에는 세균이 없으나 출산 통로인 산도를 지날 때 붙어서 장에서 증식한다. 처음에는 대장균 등의 유해균이 많지만 곧 비피더스균 등의 유익균이 늘어난다. 이유기 이후 성년기까지 장내 균형은 보통 별로 달라지지 않는데, 60세를 지난 노년기가 되면 비피더스균 등은 줄어들고 유해균이 증가한다. 최근에는 노년층뿐 아니라 젊은 사람의 장내 환경이 악화하는 경우가 눈에 띈다.

중간균도 증가하므로 유해균이 우세가 되기 쉽다. 따라서 고령
에 가까울수록 식생활에 신경 써서 더 좋은 장내 균형을 유지해
야 한다.

연령별 식사 방법

• • •

먼저 20대, 30대는 폭음이나 폭식을 하지 않는 한 장내 균형이
비교적 좋은 상태일 것이다. 그러나 30대 후반이 되면서 기초 대사
량이 떨어지는데 한창 혹독한 업무를 소화할 시기이므로 식생활이
무너지고 스트레스가 쌓이며 운동할 시간도 감소하는 것이 일반적
이다. 운동을 하지 않으면 기초 대사량이 극단적으로 떨어지고 몸
에 내장지방이 쌓여 생활 습관병에 걸릴 가능성이 커진다.

30대는 건강을 생각해서 백미를 줄이고 현미나 잡곡쌀로 바꾸
자. 빵은 하얀 빵에서 호밀빵으로, 라면이나 우동에서 메밀국수로
주식을 바꾸는 편이 나을 것이다. 고기류도 필요하지만 생선회나
생선구이도 챙기며 하루 세 끼를 제대로 먹기 바란다.

40대부터는 상당히 살찌기 쉬운 체질이 되기 때문에 먼저 채소
를 중심으로 생각하고, 먹는 순서도 채소 등 식이섬유를 맨 처음 먹도록
하자. 이어서 고기와 생선 같은 단백질, 마지막으로 주식이 되는 현

미를 조금 먹으면 효과적이다. 처음에 먹은 식이섬유가 그 후의 단백질과 당질의 흡수를 느리게 해준다. 또한 빨리 먹으면 배가 부르다고 느끼기 전에 음식을 계속 먹게 되어서 나중에 과식했다고 후회하게 되므로 꼭꼭 씹고 천천히 먹어서 배가 부른 느낌이 들 수 있도록 하자.

50대, 60대가 되면 갱년기가 되어 체질이 바뀌므로 더는 20대 같은 식생활은 불가능하다. 만약 비슷한 식생활을 계속 유지하면 수명이 단축될 것이다. 장수를 목표로 한다면 세포 내에 있는 미토콘드리아를 활성화시켜서 미토콘드리아 엔진을 움직이는 식생활이 필요하다.

밥의 당질은 하루에 한 번 정도 먹어도 문제가 없다. 오히려 세포막이나 성호르몬의 원료가 되는 단백질을 많이 먹어서 세포를 젊게 하는 것을 목표로 하는 편이 좋다. 질 좋고 신선한 고기를 일주일에 1, 2번 먹어서 콜레스테롤을 확실히 섭취한다. 맛있는 고기를 소량 먹는 것은 약간의 사치이면서 건강한 식생활이다.

70대 이후에는 기본적으로 당질도 필요하지 않다. 고기나 생선을 주식으로 하고 가급적 많은 종류의 채소를 먹도록 신경 써야 한다. 양념을 많이 한 음식도, 고혈압의 원인이 되는 염분도 삼가고, 부족하다면 다시마 등을 우린 국물의 맛이나 식초 등으로 맛에 변화를 주자. 걷기 등 가능한 범위에서 몸을 움직이고 스트레스 없는 생활을 보내면 병에 지지 않는 몸을 유지할 수 있을 것이다.

연령별 식사 방법

30대 생선은 매일, 고기는 일주일에 몇 번 먹으면서 식사에 변화를 준다

당질 제한은 아직 필요하지 않지만, 식생활의 개선을 의식한다. 구체적으로 콜레스테롤의 섭취량을 신경 쓴다. 이것이 많아지면 활성산소도 늘어나기 쉽기 때문에 생선은 거의 매일, 고기는 일주일에 몇 번 먹는 식으로 단백질 섭취에 변화를 준다. 백미나 빵은 혈당치를 올리므로 현미나 잡곡으로 바꾸기 시작하자.

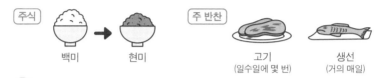

40대 먹는 순서와 환경을 고려한다

기초 대사량이 떨어져서 쉽게 살이 찌므로 단백질이나 당질의 흡수를 억제하는 채소, 해조류, 버섯 ⇨ 고기, 생선 ⇨ 주식(당질)의 순서대로 먹는다. 또한 다른 일을 하면서 식사하지 않도록 한다. 씹는 횟수가 줄어서 빨리 먹게 되면 만복중추가 채워지지 않아서 과식을 하고 만다. 바빠도 하루 한 번은 30분 이상을 들여 식사를 하자.

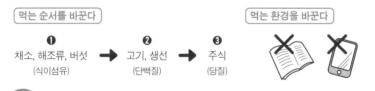

50대 저당질을 철저히 지킨다

본격적인 당질 제한을 시작한다. 50대 이후는 탄수화물(당질)을 하루에 한 끼 정도로 제한한다. 미토콘드리아 엔진의 활동을 우위로 하기 위해, 그리고 해당 엔진의 활성화를 억제하기 위해 당질 제한과 동시에 의식적으로 산소를 체내에 받아들이자. 70대 이후가 되면 기본적으로 당질은 필요하지 않다. 고기나 생선을 주식으로 하고 채소를 많이 먹자.

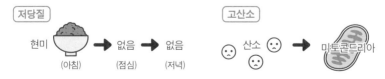

술도 적정량을 지켜서 마시면 오히려 몸에 좋으므로 자신에게 맞는 방식으로 생활을 지속하면 즐거운 노후를 보낼 수 있다. 술과 건강의 관계에 대해서는 다음 장에서 자세히 설명하겠다.

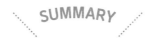

- 술의 바탕이 되는 물은 대부분 장에서 흡수된다.

- 장내 세균에는 유익균, 유해균, 중간균이 있고, 그 균형이 중요하다.

- 유익균이 강하면 중간균이 유익균이 되어 유익균이 우세해진다. 그 반대로도 작용한다.

- 유해균은 다른 유해한 균을 제거하는 작용도 한다. 유해균을 무조건 줄인다고 좋은 것이 아니다.

- 장은 몸의 면역력 중 70%를 담당하며, 뇌와도 관계가 깊은 중요한 기관이다.

- 장은 면역 외에 영양소의 흡수, 비타민 합성, 호르몬 생성, 배설 등의 역할을 한다.

- 장내 환경이 안정되면 면역력이 향상되고 살찌지 않는 체질로 변하며, 피부와 혈관 등이 젊어진다.

- 장내 환경이 안정되면 행복 호르몬의 증가와 피로 회복 등의 효과도 있다.

- 알코올은 위에서 20%, 장(소장)에서 80% 흡수된다.

- 사람은 술에 강한 사람(NN형), 어느 정도 마실 수 있는 사람(ND형), 마시지 못하는 사람(DD형)으로 나뉜다.

- 술을 마실 때는 ND형 등 각자의 체질을 알고 적정량을 의식하면서 마신다.

- 체질에 따라 적정량의 술을 마시면 스트레스가 줄어들어 장내 환경이 안정된다.

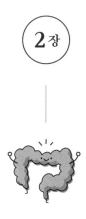

2장

장이 좋아하고 스트레스 없는
건강 음주법

술을 맛있게 마시고 싶다면
일상적으로 위장의 상태를 안정시킬 필요가 있다.
그때 가장 먼저 생각해야 할 것은
장내 플로라 상태다.

술의 훌륭한 5가지 효과

• • •

1장에서 장이 얼마나 중요한지 설명하면서 술에 대해 우선 알아 두어야 할 점을 설명했다. 이제부터는 본론에 들어가 술, 안주, 식사 전반에 대해 순서대로 자세히 설명할 것이다. 먼저 술의 특징과 의학적인 관점에서의 술과 몸, 음주법을 살펴보자.

사람이 술을 마시는 이유는 즐거움을 느끼려거나 괴로움을 잊기 위해서일 수 있다. 심심해 무료함을 달래거나 끊지 못하는 병에 걸려서 그럴 수도 있다. 이는 각자 여러 이유가 있을 것이다. 이것은 개인적인 몸과 마음 또는 환경, 상황의 문제다.

첫 장에서 설명했듯이 알코올을 분해할 수 있는 유전자를 두 개 가진 NN형 사람은 얼마든지 즐겁게 술을 마실 수 있고, 하나밖에 없는 ND형은 그럭저럭 즐길 수 있다. 반면에 전혀 술을 못하는 DD형은 기본적으로 술 자체를 즐길 수 없다. 술자리의 분위기를 좋아하거나, 술 취한 사람의 속마음이나 재밌는 이야기를 듣는 것을 즐길 수는 있을 것이다. 어떤 의미로 최고로 사교성이 좋은 사람이다. 술을 일절 못 마시는 사람에게는 이번 장에 참고할 거리가 별로 없을지도 모르지만 그래도 읽어보기 바란다.

술을 마시면 어떤 좋은 일이 있을까? 그 5가지 효과를 간단히 정리했다. 참고로 이것은 적정량을 마실 때의 이야기이며, 한도를 넘어 음주를 하는 경우는 해당하지 않으니 주의하기 바란다.

먼저 첫 번째, 술이 위 속에 들어가면 위가 움직이기 시작한다. 이것을 연동 운동이라고 하는데 위도 장도 연동 운동을 통해 음식을 소화해서 체내로 이동시킨다. 알코올이 들어가면 연동 운동이 시작되어 그 자극에 의해 공복감이 증가해서 식욕이 증진한다. 이 식욕 증진 효과가 첫 번째 효과다.

예를 들면 프랑스에서는 식전에 와인과 샴페인 등 아페리티프(aperitif)라고 불리는 술을 마시는 문화가 있다. 서유럽의 여러 국가에서도 이름이나 술의 종류는 달라도 비슷하게 식전주를 마시는 사례가 있으므로 일반적인 관습일 것이다. 식전주로 입맛을 돋워 식사에 대한 기대가 높아지면 눈앞에 음식이 나왔을 때 본래의 맛 이상으로 맛있게 느껴지지 않을까?

두 번째 효과는 술을 마시면 혈관이 확장되어 혈액순환이 좋아진다는 점이다. 이것은 모두 체감한 경험이 있을 것이다. 적정량의 술을 마시면 몸이 따뜻해지고 기분이 좋아진다. 혈액순환이 좋아지면 몸의 피로도 풀린다.

세 번째, 취하면 기분이 고양되어 커다란 목소리로 이야기하거나 웃는 사람이 있다. 술을 마시면 혈액에 들어간 알코올이 체내를 돌아 대뇌로 가서 대뇌피질의 억제가 일시적으로 느슨해진다. 그러면 긴장이 풀려 사고나 감정의 속박에서 벗어나 평상시보다도 쾌활해지고 활기가 생긴다.

그러면 대화가 활발해져서 재밌는 화제가 튀어나오거나 반대로 가슴에 숨겨져 있던 고민 등을 털어놓을 수 있다. 상담을 받은 쪽도 더 깊이 공감할 수 있으므로 열심히 이야기를 듣고 조언을 해준다. 서로에게 본심을 털어놓을 때도 술자리가 알맞다. 취하면 우는 사람, 웃는 사람, 화내는 사람 등 술에 취하면 다양한 모습이 나타나는데, 대부분 뇌의 긴장이 풀리는 것이 원인이다.

네 번째는 내가 생각하는 술의 가장 큰 이점이다. 바로 스트레스가 완화되는 일이다. 술을 마시면 혈액순환이 좋아지고 뇌의 긴장이 풀리는데, 그로 인해 기분이 좋아지고 일상의 스트레스를 풀 수 있다. 회사에서 있었던 안 좋은 일, 영업을 하러 가서 욕먹은 일, 부부나 연인 사이의 다툼 등 기분이 가라앉는 일은 이 세상 어디에든 있다. 그런 스트레스 사회를 극복하며 지내려면 술로 일시적이더라도 좋은 기분을 만드는 것이 중요하다.

이는 마음의 문제만이 아니라 의학적으로도 중요하다. 스트레스를 계속 안고 있으면 자율신경이 흐트러지고 본래 무의식 상태에서 기능하는 생명 활동의 어딘가가 불균형한 상태가 되어 소화기, 순환기 등의 기능이 떨어지거나 불면증, 이유 없는 불안, 초조함 등이 심해져서 우울증, 나아가 치매가 되기도 한다. 스트레스는 만병의 근원이다. 그런 마음을 조금이라도 해소하고 기분을 전환할 수 있다. 이것이 술의 최대 효과일 것이다.

마지막 다섯 번째, 역시 술은 백약지장이라는 말이 있듯이 적당한 알코올을 마시면 혈류를 촉진하고 동맥경화 등을 예방하는 HDL콜레스테롤을 늘려서 혈전이 생기지 않도록 도움을 준다. 소주에는 혈전을 녹이는 힘이 있다(89쪽 참조).

앞에서도 말했듯 적정량만 마시는 것이 가장 중요하다. 한 달에 한 번만 도를 넘는 정도라면 괜찮겠지만, 매일 술을 마셔도 되는 NN형 유전자를 가진 사람이라도 역시 하루에 180ml~360ml에서 멈춰야 한다. 또한 입욕 전이나 약을 먹기 전후의 음주는 위험하므로 절대 금해야 한다.

술을 맛있게 마시고 싶다면 일상적으로 위장의 상태를 안정시킬 필요가 있다. 그때 가장 먼저 생각해야 할 것은 장내 플로라 상태다. 장내 플로라는 모든 몸의 균형을 맞추는 데에 주축이 되기 때문이다.

장내 플로라의 가장 좋은 균형은 장내에 많은 유익균, 약간의 유해균, 그리고 어느 쪽에도 속하지 않는 중간균이 적당히 존재하는 것이다. 중간균은 유익균이 많으면 유익균과 같은 작용을 하고 유해균이 늘어나면 유해균의 편이 되는 성질이 있다. 자세한 것은 1장에서 설명한 그대로다.

술을 마시면 당과 알코올 때문에
간이 몹시 바쁘다

●●●

최근 혈당 스파이크라는 말이 주목받고 있다. 이것은 평소 혈당치에 이상이 보이지 않는 사람, 즉 공복 시 혈당치가 높지 않은 사람이라도 식후 1시간 정도의 혈당치를 측정하면 급격히 상승하는 현상이다. 밥을 먹은 후에 졸음이 오는 경우가 있는데, 그것은 식후 혈당치가 급상승하기 때문이다. 이런 상태가 자주 일어나는 사람은 방치하면 당뇨병에 걸리기 쉽고 동맥경화의 위험도 높다고 알려져 있다.

일반적으로 탄수화물(당질)을 많이 먹거나 단 것을 먹으면 그 후에 혈당치가 급상승한다. 당분은 포도당이 소장에서 흡수되어 문정맥에서 혈관으로 들어가 간으로 간 뒤 글리코겐이라는, 간에 저장되는 형태로 분해된다. 그 후 글리코겐은 필요할 때 포도당으로 재합성되어 혈관을 통해 온몸으로 보내져 에너지가 되는 것이 기본적인 구조다.

그러나 간으로 간 포도당의 양이 지나치게 많으면 다 처리하지 못한 포도당이 중성지방으로 바뀌어 간에 남아 지방간이 된다. 지방간이 되어 간 기능이 떨어지면 혈당치를 컨트롤하는 인슐린에 대한 저항력(인슐린 저항성)이 높아져서 혈중 포도당을 받아들이지 못하게 된다.

간의 주요 작용

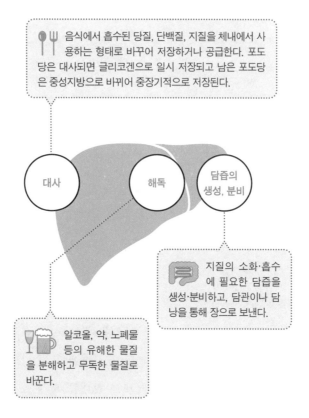

음식에서 흡수된 당질, 단백질, 지질을 체내에서 사용하는 형태로 바꾸어 저장하거나 공급한다. 포도당은 대사되면 글리코겐으로 일시 저장되고 남은 포도당은 중성지방으로 바뀌어 중장기적으로 저장된다.

대사

해독

담즙의 생성, 분비

지질의 소화·흡수에 필요한 담즙을 생성·분비하고, 담관이나 담낭을 통해 장으로 보낸다.

알코올, 약, 노폐물 등의 유해한 물질을 분해하고 무독한 물질로 바꾼다.

※ 간은 이 외에 비타민을 저장, 활성화하거나
오래된 적혈구에서 빌리루빈(bilirubin)을 만드는 작용도 한다.

간에서는 과식이나 과음 등으로 다 처리되지 못한 포도당이 중성지방으로 바뀐다. 한편 당의 대사와는 별개로 간에서는 알코올 분해(해독)도 이루어지는데, 알코올을 대량으로 마시면 그 분해를 우선하기 때문에 포도당의 대사가 뒤로 밀린다. 그러면 포도당은 중성지방이 되어 간에 축적된다. 이는 지방간에서 당뇨병, 간염, 간경화 등에 이르는 위험성으로 이어진다.

이것이 혈당치를 높여서 결국 당뇨병이 생긴다.

한편 당질의 대사와는 별개로 간에서는 알코올의 분해도 이루어진다. 참고로 알코올은 20%는 위 80%가 소장에서 흡수되어 혈관으로 들어가 간으로 온다. 간에 도달한 알코올은 알코올 탈수소효소(ADH)로 분해되어 아세트알데히드를 생성한다. 아세트알데히드가 바로 숙취와 두통의 원인이 되는 문제적 존재다. 아세트알데히드는 이어서 아세트알데히드 탈수소효소(ALDH)라는 효소의 작용으로 아세트산이 되어 물과 이산화탄소로 분해되고 땀, 소변, 호흡으로 배출되는 구조를 가지고 있다.

그런데 알코올을 많이 마시면 알코올의 분해가 우선되어 포도당의 대사가 뒷전이 되고 포도당은 중성지방이 되어 간 등의 체내에 축적된다. 이쪽도 간 기능을 저하시키기 때문에 지방간이나 당뇨병을 일으키는 원인이 된다. 즉 술을 마시면서 식사를 하면 간에서 당의 대사와 알코올의 분해가 동시에 이루어지며, 과도하게 섭취하면 지방간에서 당뇨병에 이를 위험을 안게 되는 것이다. 이상으로 판단했을 때 술을 과음한 경우 당질이 높은 알코올이 가장 몸에 좋지 않다고 볼 수 있다.

참고로 간 기능을 돕는 음식으로는 양질의 단백질, 비타민B군(172쪽 참조) 등이 들어 있는 것을 추천한다. 또한 식이섬유는 위장에 오래 머물기 때문에 알코올의 흡수를 느리게 해서 간을 편하게 해준다.

건강에 신경 써서 당질과 칼로리가 없는
술을 마신다면?

●●●

최근 칵테일이나 하이볼 종류의 술이 늘어나고 있다. 달콤한 맛에 알코올 도수가 9%인 술도 속출하고 있다. 이런 술의 이점은 마시기 쉬운 데다가 금방 취할 수 있다는 것, 즉 요즘 말로 가성비가 좋다는 점이다. 이런 칵테일, 하이볼 종류 중에는 당질이나 칼로리가 없다고 주장하는 제품도 있다. 그러나 여기에는 함정이 있다.

당질이 없는 경우 단맛을 내기 위해서 칼로리가 없는 인공감미료가 들어간다. 후술하겠지만, 인공감미료는 뇌의 만족도를 어지럽혀서 욕구를 더욱 증가시킨다. 인공감미료를 지나치게 섭취하면 미각을 잃게 되고 뇌의 반응이 둔해져서 치매 발생 가능성이 커지는데, 식욕도 늘어나 비만으로도 이어진다. 또한 알코올 도수가 높은 술에는 그만큼 많은 알코올이 들어 있으므로 간에서 다 처리하지 못해 중성지방의 증가와도 관련된다.

칼로리 제로도 수치의 속임수다. 일본에서는 국가가 정하는 식품 표시 기준에 따라 100ml의 음료에 대해서는 5kcal까지는 칼로리 제로라고 표기할 수 있고, 20kcal까지는 칼로리 라이트, 저칼로리, 칼로리 오프 등으로 표시해도 된다(한국에서는 100ml당 4kcal까지 제로 칼라로라고 표기할 수 있다-역주). 라벨 등의 일반 표시 사항에 에너지가 3kcal라고 나와 있어도 칼로리 제로라고 해서 판매할 수 있는 것이다. 제로가 제로가 아닌 것이 저칼로리 음료의 실태다. 게다가 알코올이 들어 있으므로 과음하면 중성지방이 축적될 것이다.

칼로리 제로이든 아니든 알코올을 섭취하는 것에는 변함이 없다. 알코올을 많이 마시면 중성지방이 증가해서 비만으로 이어진다. 이런 당과 알코올과 비만의 관계, 그리고 제로의 속임수는 2010년 오스트레일리아의 연구와 2013년 하버드대학 의학부의 연구 등을 통해 발표되었다.

장이 기뻐하는 것은 어떤 종류의 술인가?

• • •

이런 점에서 술을 종류별로 보고 있으면 일단 지금까지 설명했던 캔에 들은 칵테일이나 하이볼 종류는 달고 알코올 도수가 높으므로 삼가는 편이 좋다고 판단된다. 사케나 와인 같은 술은 일반적으로 단맛이 있는 편이 쌉쌀한 맛보다 혈당치가 높아진다. 즉 쌉쌀한 맛이 몸에는 더 낫다는 것이다.

와인이라면 폴리페놀(polyphenol)을 많이 함유한 쌉쌀한 맛의 레드 와인일수록 혈당치가 잘 오르지 않는다. 화이트 와인이라고 해도 쌉쌀한 맛이 나고 저당질이라면 혈당치가 잘 오르지 않는다. 사케도 쌉쌀한 맛이 나는 것을 추천한다. 사케와 소주를 비교하면 압도적으로 소주 쪽이 혈당치가 잘 오르지 않는 술이다. 맥주는 당질이 많은 술이지만, 위스키는 혈당치가 잘 오르지 않는 술이다. 이상에서 알 수 있는 것은 당질의 함유도가 단맛과 쌉쌀한 맛뿐 아니라 술의 종류에 따라서도 달라진다는 것이며, 소주와 위스키 양쪽의 공통점은 증류주라는 점이다.

일반적으로 술을 만드는 방법은 먼저 원료가 되는 것(주로 곡물)의 전분을 당화시키고, 그 당을 효모의 힘으로 발효시켜 알코올로 만드는 것이다. 사케, 와인, 맥주 등은 그 발효된 원액을 여과하여 술로 만든다. 이것이 바로 양조주를 만드는 방법이다.

한편 위스키 등의 증류주는 발효시킨 원액에 열을 가하여 증발한 알코올만을 추출해 통에 담아 띄워서 만든다. 양조주는 효모가 알코올에 약하므로 알코올 도수가 높아지면 죽는다. 그래서 기껏해야 도수 20% 정도까지의 술밖에 되지 않는다. 그러나 증류주는 증발시킨 알코올을 사용하기 때문에 효모의 영향을 받지 않고 고농도의 술이 된다.

맥주, 사케, 와인은 전형적인 양조주다. 이런 것들은 여과만 했으므로 당질을 함유하고 있다. 반면에 소주, 아와모리(泡盛, 일본 오키나와의 증류식 소주-역주), 위스키 등의 증류주는 증발시켜 알코올을 추출했기 때문에 당질 부분은 버린다. 즉 불필요한 당질이 없기 때문에 혈당치가 양조주보다 잘 오르지 않는다. 과음을 하지 않는다는 전제 하에 당질과

양조주와 증류주의 차이

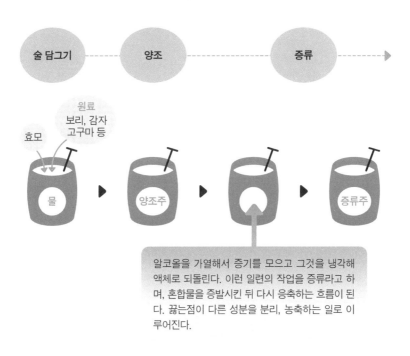

알코올을 가열해서 증기를 모으고 그것을 냉각해 액체로 되돌린다. 이런 일련의 작업을 증류라고 하며, 혼합물을 증발시킨 뒤 다시 응축하는 흐름이 된다. 끓는점이 다른 성분을 분리, 농축하는 일로 이루어진다.

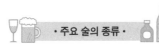

· 주요 술의 종류 ·

양조주	증류주	혼성주
· 와인(포도가 원료) · 맥주(맥아가 원료) · 사케(쌀이 원료) 등	· 브랜디(포도가 원료) · 위스키(맥아가 원료) · 소주(쌀, 감자, 고구마 등 이 원료) 등	· 베르모트(와인에 향초나 향신료를 배합한 것) · 리큐어(증류주에 향미, 설탕 등을 첨가한 것) 등

혈당치의 면에서 몸에 좋은 술은 위스키나 소주 같은 증류수이다.

술을 마시기 전에 우유를 먹으면 도움이 될까?

●●●

술을 마시기 전에 우유를 마시면 위장에 막을 만든다는 이야기가 있다. 그냥 떠도는 이야기라 생각하는 사람도 있겠지만 전혀 거짓말은 아니고 막 자체는 만들어진다. 다만 알코올은 그것보다 작은 분자이기 때문에 우유로 만들어진 막으로 흡수를 줄일 수는 없다. 흡수율은 우유를 안 마신 사람과 거의 비슷하다. 그러나 다른 점은 바로 알코올 분해 속도다.

술에 취한 상태는 혈중 알코올 농도가 높아져서 발생한다. 그리고 혈중 알코올이 제로가 되었을 때 술에서 깬 상태, 즉 정상적인 상태로 돌아가는 것이다. 일반적으로 혈중 알코올의 농도가 제로가 되려면 7~8시간이 걸리는데, 우유를 마시면 분해 속도가 빨라져 5~6시간 정도면 술에서 깨게 해준다는 연구 결과가 있다.

하지만 우유 자체가 문제다. 주위에 "우유를 못 마신다." "우유를 마시면 설사를 한다."는 사람이 없는가? 의외로 많을 것이다. 일본인은 우유를 마시는 습관이 거의 없었던 탓인지 70% 정도의 사람이 우유를 분해하는 효소를 가지고 있지 않다. 서양인과 중앙아시아 사람들은 우유를 분해할 수 있지만, 많은 동양인은 그렇지 않다.

우유는 칼슘 등을 풍부하게 함유하고 있기 때문에 분해할 수 있다면 유효한 음료다. 그래서인지 우유를 마시면 키가 자란다는 말을 많이 해왔다. 그러나 실제로 일본인이 우유를 마시게 된 것은 전쟁 후 급식 제도가 시작되었을 때부터다. 서양의 낙농 농가를 지원하는 GHQ 시책으로 도입되었기 때문에 역사가 그리 오래되지 않았다. 따라서 솔직히 말하자면 일본인에게 우유는 적합하지 않다고 할 수 있다.

술을 마시기 전에 무언가를 마신다면 강황이 들어간 영양 음료가 적합하다. 강황에 들어 있는 커큐민(curcumin)이라는 성분은 담즙 분비를 촉진시켜 숙취의 원인이 되는 아세트알데히드의 분해를 앞당기는 해독작용을 한다. 단 강황에는 철분이 많이 들어 있다. 철은 인체에 필요한 미네랄이지만, 너무 많이 섭취하면 간에 침착되어 간을 악화시킬 수 있으므로, 특히 지방간 등으로 이미 간이 손상된 사람은 자주 마시지 않도록 하자.

그 외에 문어와 오징어, 재첩, 굴 등에 포함된 타우린(taurine)이 음료와 보조 식품으로 판매되고 있다. 이것도 간을 보호하는 효과가 있으므로 그런 음료를 선택해도 좋을 것이다. 또, 참깨 등에 함유된 세사민(sesamin)이나, 콩이나 해바라기의 씨앗에 함유된 L-시스테인(L-cysteine) 등도 효과가 있다.

과음 후 간에 효과가 있는 것은 재첩국이다. 아세트알데히드로 손상된 간세포를 재첩의 풍부한 단백질과 비타민, 미네랄이 치유해 준다. 재첩에는 타우린과 간 피로의 원인인 암모니아를 해독하는 오르니틴(ornithine)도 함유되어 있다. 성분이 물에 잘 녹아들기 때문에 국물과 건더기 모두 먹도록 하자. 또한 굴에는 아연이 다량으로 함유되어 있어 간 기능 저하를 막는다는 점도 기억해두자.

술을 마시면 설사하는 이유

● ● ●

술을 마신 다음날에는 아무래도 장 상태가 좋지 않아서 설사를 하는 사람이 있을 것이다. 또한 알코올 의존증 환자의 상당수는 일상적으로 설사기가 있는 변을 보는 경우가 많다. 그러면 술과 설사에는 어떤 관계가 있는지 살펴보자.

원인에 따라 몇 가지 유형으로 분류할 수 있지만, 알코올 때문에 하는 설사는 대개 삼투압성 설사에 해당한다. 이것은 염분이 많거나 단 것처럼 수분을 흡수하려는 삼투압이 높은 물질이 장에 남았을 때 장이 수분을 흡수하는 것에 방해를 받아 장내에 수분이 많아지고 변이 묽어지는 유형의 설사다.

알코올은 소장에서 80%가 흡수되지만, 과음하면 소장 점막의 기능이 약해져서 지방, 물, 나트륨 등을 흡수하기 어려워진다. 그 결과 장내에 수분이 많아지고 삼투압성 설사를 하게 된다.

게다가 본래라면 소장에서 소화·흡수되어야 할 것이 흡수되지 않고 대장으로 흘러 들어가기 때문에 같은 양을 먹어도 알코올을 마시지 않았을 때보다 배출물이 증가한다. 소화되지 않고 흡수되지 않은 음식물이 대장에 도달하면 대장은 빠르게 그것들을 배출하려고 하므로 연동 운동이 평소보다 활발해져 장을 통과하는 속도가 빨라진다. 이렇게 수분이 많고 소화되지 않은 물질을 포함한 묽은 변이 배출되는 것이다.

음주 후 설사를 피하는 가장 중요한 방법은 정말 단순한 이야기지만, 과음을 하지 않는 것이다. 술자리에서 즐겁게 마시다 보면 무심코 과음을 하게 되지만, 자신의 적정량을 넘기면 소화·흡수 능력이 약해진다. 도수가 높은 술을 많이 마시면 당연히 설사가 쉽게 일어난다.

또한 맥주도 주의가 필요하다. 맥주에는 당질이 많이 포함되어 있는데 대량으로 마시면 당질이 소화되지 않은 채 대장으로 흘러 들어간다. 그 당질을 대장의 장내 세균이 발효시켜 물과 이산화탄소로 분해하는데, 그때 물이 장내의 배설물을 묽게 하기 때문에 설사가 되는 것이다. 더운 여름에 차가운 맥주를 벌컥벌컥 들이키는 시원함은 이해하지만, 장에게는 달갑지 않은 행위다. 참고로 빈속에 술을 마시면 수분이 바로 장으로 흘러 들어가기 때문에 마찬가지로 설사가 쉽게 발생한다.

또한 알코올을 많이 마시면 화장실에 자주 가게 되어 마신 알코올 이상의 소변을 배출해서 탈수증상이 생기는데 이를 극복하려고 더 많은 맥주와 물을 마시면 장 속에 수분을 가득 집어넣게 된다. 수분은 바로 흡수되지 않기 때문에 탈수증상이 해소되기보다 수분이 과다한 상태가 되고 설사의 요인이 되기도 한다. 이럴 땐 스포츠 음료가 물보다 흡수가 빠르기 때문에 탈수증상을 극복하는 데 도움이 된다.

기름진 음식은 소화에 시간이 걸리기 때문에 과도한 음주로 위장의 점막이 약해진 경우 소화되지 않은 채 대장에 도달하고 만다. 이것도 설사의 요인이다. 장이 약한 사람은 안주로 지질이나 당질이 적고, 소화가 잘 되는 메뉴를 주문하는 것이 좋다.

술을 섞어 마시면 정말 심하게 취할까?

●●●

우선 맥주를 마시고 와인, 사케, 위스키 등 여러 종류의 술을 마셔 잔뜩 취한 다음 날 심한 숙취가 찾아왔을 때 우리는 "어젯밤에 술을 짬뽕해서 그렇구나."라고 생각한다.

'짬뽕하다'는 '서로 다른 것을 뒤섞다.'라는 의미로 인도네시아어의 'Campur'에서 왔다고 하는데, 그것은 차치하고 '짬뽕해서 만취했다'는 도식은 사실 근본적으로 잘못되었다. 술을 섞어 마시는 것과 만취하는 것은 원인과 결과로 이어진다는 근거가 없기 때문이다.

만취하는 것은 대량의 술을 마셔서 발생하는 알코올 섭취량의 문제다. 알코올 섭취량이 같다면 여러 종류를 마시든 한 종류만 마시든 똑같이 취한다. 굳이 영향이 있다면 마시는 술을 바꿔서 맛이 변하거나 술자리를 다른 곳으로 옮겨서 "다시 처음부터 시작하자!"라며 분위기가 고조되는 경우다. 그러면 원래 주량 이상의 술을 마시게 될 가능성도 고려할 수 있다.

참고로 "나는 와인만 마시면 심하게 취해."라는 식으로 종류에 따라서 심한 숙취가 나타난다면 그 종류의 술 자체가 몸에 맞지 않거나 이전에 그 술을 과음했다가 혼이 난 적이 있는 트라우마가 원인일 것이다.

맥주와 위스키를 같이 마신다고 해서 거기에서 화학적 변화가 발생하는 일은 기본적으로 없겠지만, '기본적으로'라고 하는 데에는 이유가 있다. 사케나 와인 등의 양조주는 증류주와 달리 발효한 원액을 짜서 직접 술로 만든다. 이때 물론 여과는 하지만 어느 정도 불순물이 술에 남는다. 이것이 양조주의 풍미와 감칠맛이 되기도 하는데, 양조주인 사케와 와인을 같이 마셨을 때 서로 포함된 불순물이 부딪치는 경우가 드물게 있다.

무엇과 무엇을 함께 마시면 안 좋다고 하는 것은 경우에 따라 달라지지만, 어떻게 될지 모르는 것이 현재 상황이다. 원래 자주 발생하는 일은 아니지만, 불순물끼리 충돌해서 어떤 증상이 나타날 가능성을 전혀 부정할 수는 없다.

사케의 좋은 점

• • •

여러 종류의 술을 마시는 이야기를 계속해보겠다. 예를 들어 사케의 종류에는 양조 알코올을 첨가하지 않은 준마이슈(純米酒), 양조 알코올을 첨가한 긴죠슈(吟醸酒), 혼죠조슈(本醸造酒) 등이 있다. 준마이슈라는 이름이 붙어 있으면 쌀과 쌀누룩만을 원료로 만든 술이다. 한편 혼죠조슈는 쌀과 누룩으로 발효시킨 후 양조 알코올을 첨가한다. 그 공정에 따라 풍미와 맛의 깊이를 내고 조절한다.

일반적으로 생각하면 준마이슈가 섞인 것이 없어서 비쌀 것 같지만, 양조장에 따라 긴죠슈나 다이긴죠슈(大吟醸酒)가 더 비싸기도 하다. 그 절묘한 맛을 내는 방법도 전해 내려오는 하나의 비법일 것이다. 사람마다 입맛에 맞는 술이 각기 다를 테니 원재료 표시를 보고 무엇이 들어 있는지를 확인한 후 비교하며 마시는 것도 재미있을 것이다.

양조주인 사케는 당질이 많이 포함되어 있지만, 다른 술에는 없는 훌륭한 효과도 있다. 글루탐산(glutamic acid)과 아르기닌(arginine) 등의 아미노산을 많이 함유하고 있다는 것이다. 다른 술에 비해 두 배 가량의 아미노산을 함유하고 있다.

아미노산은 콜라겐 등의 단백질 원료가 되고, 보습 효과도 있기 때문에 피부가 좋아진다. 특히 양조 알코올을 첨가하지 않은 준마이슈가 아미노산을 많이 함유하고 있어 피부 미용 효과가 높다고 한다.

생레몬을 넣은 하이볼은 장에 어떨까?

● ● ●

안전 기준을 충족해서 상품화되어 있기 때문에 이 술은 좋고, 그렇지 않은 술은 나쁘다고 하는 것은 아니다. 그러나 불순물을 포함하지 않은 증류주 쪽이 당질과 혈당치를 생각했을 때 낫다고 이미 언급했다. 다만 앞서 소개한 사케의 피부 미용 효과와 뒤에서 설명하는 와인의 항산화작용 등도 있어 일률적으로 좋고 나쁨을 이야기할 수 없다. 물론 맛의 취향이나 호불호는 있을 것이다. 독자 여러분은 각각의 장단점을 알고 난 뒤에 마시도록 하자.

증류주는 알코올 도수가 높기 때문에 마시는 방법도 여러 가지가 있다. 그대로 마시는 스트레이트, 얼음을 넣는 온더락, 또는 물을 섞어 마시기도 한다. 증류주 중에 친숙한 것은 소주가 있다. 일본의 규슈와 오키나와에서는 양조주인 사케보다 오히려 소주나 아와모리 같은 증류주를 더 선호한다.

그런데 일본에서는 소주를 갑류와 을류로 나누고 있다. 이 차이는 제조법에 따라 다르다는 것을 나타내는데, 정식으로 분류된 것은 1949년 주세법 제정으로 거슬러 올라간다.

갑류 소주는 전통적인 소주 제조방법과 달리 새로운 제조법으로 만들어진 소주다. 원료를 당화해서 발효시킨 것을 증류탑이라는 데에 넣고 연속으로 알코올을 추출한 것이다. 대량 생산이 가능한 소주로 무색투명하고 특유의 맛이 전혀 없는 것이 특징이므로 하이볼 종류 등에 많이 이용된다. 가게나 슈퍼에서 커다란 페트병에 넣어 판매되고 있는 유형의 소주다. (한국에서 일반적으로 판매하는 소주가 이에 해당한다-역주)

반면 을류 소주는 전통적으로 만들어진 소주다. 보리, 고구마, 메밀, 흑당 등 다양한 원료를 발효시킨 술을 단식증류기라는 기계로 생성한다. 이것은 알코올을 한 번만 추출할 수 있다. 그 대신 원료의 향, 풍미, 맛 등이 다양하게 나오기 때문에 온더락이나 물을 조금 타서 마시면 소주 특유의 맛을 즐길 수 있다. 대량 생산을 할 수 없기 때문에 갑류만큼 저렴하지 않다.

덧붙여서 또 하나, 갑류을류혼화라는 혼합 소주가 있다. 이것은 이름 그대로 갑류와 을류를 혼합한 것이다. 을류는 전체적으로 가격이 비싸지지만, 싸게 양산할 수 있는 갑류와 혼합하면 가격이 저렴해져 을류 특유의 맛을 희석시키는(또는 갑류에 특유의 맛을 첨가하는) 효과가 있다. 어느 쪽의 분량이 50%를 넘느냐에 따라 갑류와 을류 중에서 앞에 오는 쪽이 결정되며, 갑류가 많을 때는 갑류을류혼화라고 부른다.

일반적으로 갑류는 레몬처럼 신맛이 나는 것 등을 섞어서 ○○하이볼이라는 이름으로 메뉴에 올라간다. 다만 하이볼 종류는 과즙이 들어 있는 것도 있고, 그렇지 않은 것도 있다. 인공착색료나 인공감미료 등이 포함되어 있는 것은 별로 추천하지 않는다. 특히 인공감미료에 대해서는 5장에서 자세히 설명하겠지만, 계속 섭취하면 치매로 이어질 위험성도 있으므로 주의해야 한다.

하이볼을 마신다면 레몬, 자몽, 키위 등 생과일을 짜서 넣는 쪽이 과일이 가진 비타민과 그 외의 고유 영양소를 섭취할 수 있으므로 훨씬 몸에 좋다. 하지만 보통 저렴한 술집에서는 생과일 같은 재료를 사용해서 칵테일을 만드는 경우가 많지 않으므로 적극적으로 추천하지는 않는다. 물에 대해서는 3장에서 설명하겠다.

한편 을류 소주는 특유의 맛이 있으므로 호불호가 분명히 있는데, 싫어하지 않는 사람은 가급적 언더락이나 스트레이트로 소주 본연의 맛을 즐기는 것이 좋다. 위스키도 그렇지만, 증류주는 풍미가 매우 풍부하다. 그 대신 알코올 도수가 높기 때문에 체이서로 물을 준비해 번갈아 마시는 편이 술의 본래의 맛을 즐기면서도 물을 넣어 위장에서 희석할 수 있다. 또 입안을 물로 씻어내기 때문에 다시 술을 입으로 가져갔을 때 신선하게 맛볼 수 있다.

영화에서 위스키를 잔에 따라 단숨에 들이키는 장면을 종종 볼 수 있지만, 그다지 좋은 음주 방법은 아니다. 몇 년 동안 담가 만든 술인 만큼 그 풍부한 맛을 천천히 즐기면서 만든 사람들에게 경의를 표하는 것도 중요하다.

대장암의 원인은 알코올일까?

•••

일본의 후생노동성이 발표한 2017년 인구 동태 통계(확정 수)에서 일본인의 사망 원인으로 가장 많았던 것이 전체의 27.9%를 차지한 악성 신생물=암이었다. 남성은 31.9%, 여성은 23.5%로 모두 1위였다. 암의 부위에 대해서는 남녀 모두 기관, 기관지, 폐가 1위였는데, 항목으로서 나누어져 있는 결장과 직장 S상결장 이행부 및 직장을 묶어서 대장암이라고 하면 대장암이 1위다.

우리 몸은 대략 37조 개의 세포로 이루어져 있다. 얼마 전까지 세포 수가 약 60조 개라고 알려져 있었지만, 그 계산 방법의 신빙성이 약하고 부위마다 세포의 크기도 다르기 때문에 각각의 부위에 맞게 특수한 장비를 이용해 제대로 계측했다. 그 결과, 약 37조 개라는 숫자가 산출되어 현재는 그 수치를 가장 정확하다고 보고 있다.

이 37조 개의 세포는 신진대사를 끊임없이 반복하며 매일 2% 정도 교체된다고 한다. 교체되는 세포는 부위에 따라 다르기 때문에 온몸이 2%씩 교체되는 것은 아니다. 예를 들어 뼈는 3개월, 혈액은 4개월마다 전부 새롭게 교체된다고 한다.

세포를 새로 만들려면 지난 정보를 정확하게 다음으로 인계해야 하므로 DNA의 수준에서 완전히 복사해서 교체된다. 다만 이것을 가끔씩 실패하기도 한다. 모든 것이 100% 성공적일 수는 없으며 인체도 마찬가지다. 복사하다가 손상된 세포의 일부가 곧 암세포가 된다. 암세포의 발생은 하루에 수천 개에 이를 것으로 추측되지만, 그것들이 모두 암이 되면 사람들은 금세 죽고 말 것이다.

사람은 그리 쉽게 죽지 않는다. 인체에는 암세포를 퇴치해주는 시스템이 있기 때문이다. 그것이 면역 기능이다. 다양한 면역세포와 조직, 효소 등이 작용해서 암세포를 공격하고 퇴치해준다. 내 전문 분야인 면역학은 이 기능을 추구하는 학문이다.

이 면역 기능의 주요 부분을 담당하고 있는 것이 대장에 존재하는 장내 세균이다. 습관적으로 알코올을 많이 마시는 사람은 장내 플로라가 눈에 띄게 흐트러지고, 환경이 악화되어 장내 세균의 균형이 깨져서 면역력이 떨어지고 대장암에 쉽게 걸린다고 알려져 있다. 그 결과 현재 일본 국립암연구센터의 '암 위험과 예방 요인 평가 일람'에서도 대장암의 원인으로 음주가 확실하다는 보증이 있다. 술을 좋

대량의 알코올이 일으키는 다양한 증상

알코올성 지방간

중성지방이 간에 많이 축적된 상태. 혈류장애가 일어나 간세포 괴사, 간 기능을 떨어뜨려 간염, 간경화, 간암 등으로 진행될 수도 있다.

알코올성 간염

복통, 발열, 황달 등의 증상이 나타난다. 중증이 되면 죽음에 이를 수도 있다.

간경화

알코올에 의한 간 장애의 최종 단계. 복수, 황달, 토혈 등의 증상이 나타난다.

췌장염

급성과 만성이 있고, 급성 췌장염에서 당뇨병이 되는 경우가 있다.

뇌 기능 저하

알코올의 대량 섭취는 뇌 세포의 활동에 강한 억제작용을 가져온다. 그래서 기억과 학습 능력이 감퇴하고, 치매의 위험성도 높아진다고 한다.

암

WHO(세계보건기구), 국립암연구센터 등에 따르면 알코올은 식도, 위, 간, 대장, 유방 등에 암을 일으키는 원인이라고 한다. 알코올 자체에 발암성이 있어서 알코올의 분해로 생겨나는 아세트알데히드의 영향으로 식도암에 걸릴 가능성이 지적되고 있다.

그 외

대량의 음주는 간에서 많은 활성산소를 발생시켜 순환기, 소화기 질환의 위험성을 높이고, 구강 환경의 악화에 의해 치과 질환, 급성 알코올 중독, 비만, 고혈압, 지질이상증 등을 일으킨다. 알코올 의존증은 우울증과의 관련성으로도 지적되고 있다.

아하는 사람에게는 달갑지 않은 소식이다.

장내 세균은 주로 대장에 존재하며, 꽃밭과 같은 장내 플로라를 형성하고 있다. 그 수는 200종류, 100조 개가 있다고 하는데, 인간의 세포수보다 훨씬 많다. 장내 세균의 총중량은 약 1.5kg쯤 된다. 면역을 담당하고 있는 장내 세균의 꽃밭이 알코올에 의해 황폐화되면 면역 기능이 상실되어 대장암에 이를 가능성이 매우 크다.

알코올을 마시면 혈액순환이 좋아지고 위장 기능이 활발해져서 소화 효소도 많이 분비되고 식욕이 증가한다. 이처럼 알코올은 식욕을 증진하는 작용을 하는데, 그 양이 많아지면 장내에서 독성이 강한 세균이 증가해서 장내 플로라를 거칠게 한다는 것이 미국 국립위생연구소의 연구로 밝혀졌다.

또한 도호쿠대학 대학원 공학 연구과와 구리하마 의료센터, 일본 국립암연구센터의 공동 연구에 의해 알코올 의존증 환자의 장내 세균에는 산소가 있는 환경에서는 살 수 없는 편성혐기성균이 감소하고, 산소가 있는 상태에서도 살 수 있는 통성혐기성균이 증가한다는 사실이 확인되었다. 편성혐기성균은 비피더스균, 박테로이데스, 유박테리움 등 장내 플로라를 구성하는 세균이며, 통성혐기성균은 대장균, 장구균 등이 대표적이다.

알코올 의존증 환자의 장내 플로라는 알코올이 분해되면서 생기는 독성을 가진 아세트알데히드를 생성하는 능력이 없다는 것도 밝혀졌다. 아세트알데히드를 생성하는 균이 주로 편성혐기성균이며 그 수가 줄어들기 때문에 이런 현상이 일어나는 것이다. 이 연구를 통해 알코올 의존증 환자가 될 정도로 술을 많이 마시는 사람의 장내 플로라 모습이 확인되었다.

아세트알데히드는 2010년 WHO(세계보건기구)의 암 연구기관인 IARC가 발암성이 있다고 결론 내렸다. 즉 술을 많이 마셔서 생기는 아세트알데히드가 대장암을 유발할 수 있다는 것이다. 그런데 알코올 의존증 환자는 장내 플로라가 황폐해진 탓에 반대로 아세트알데히드를 생성하지 않는 경우가 있다는 결과를 얻었다. 이렇게 장내 환경의 상황은 판명되었지만, 알코올 의존증과 아세트알데히드, 그리고 대장암의 관련성에 대해서는 오히려 불명확한 점이 많아졌다고도 할 수 있다.

2017년 과학 잡지 《네이처(Nature)》는 아세트알데히드에 대한 새로운 연구 결과를 발표했다. 인체에는 두 개의 방어체계가 있다. 하나는 아세트알데히드를 제거하는 시스템, 또 하나는 DNA의 손상을 제거하는 시스템이다. 이 연구로 밝혀진 것은 이 두 가지 방어체계로 아세트알데히드의 독성을 제거하지 못할 경우 DNA는 불가역적인 손상을 입는다는 점이다.

아세트알데히드에 대항하는 아세트알데히드 탈수소효소(ALDH2)라는 방어체계가 약하면 DNA가 큰 손상을 입는다. 이는 현재 쥐 실험만으로 확인되었지만, 인간은 인종에 따라 유전적으로 ALDH2가 약한 유형이 8% 존재하며, 그 대다수가 동아시아, 즉 중국, 한반도, 일본 등에 분포하고 있다고 판명되었다. 그 사람들 중에 자주 대량의 술을 마시고, 아세트알데히드를 체내에 안고 있는 사람은 DNA가 쉽게 손상되는 경향이 있다는 것이다.

손상된 DNA가 지나치게 많아졌을 때 알코올로 장내 플로라가 거칠어져 면역 기능이 떨어지면 손상된 DNA라는 이물질을 공격하는 힘도 약해진다. 즉 암세포가 진전할 기회를 많이 줄 가능성이 크지 않을까? 이는 어디까지나 조사결과를 토대로 한 추측이다.

《네이처》에 발표된 연구는 아직 쥐 실험 수준의 보고이며, 앞서 말한 알코올 의존증 환자의 조사에서도 불명확한 점이나 모순점이 여러 가지 있다. 장내 플로라 연구는 이제 막 시작되었으므로 지금은 확실하지 않지만 앞으로 이런 점에 대해서도 자세한 구조가 판명될 것이다.

장을 위해 폴리페놀을 부지런히 먹자

• • •

수많은 술 중에서 장내 세균에 특별한 작용을 하는 술이 있다. 바로 레드 와인이다. 레드 와인의 검붉은 색은 잘 익은 포도 껍질에서 나온 색소다. 포도 껍질에는 노화를 촉진하는 활성산소에 대항해서 항산화작용을 하는 폴리페놀이 들어 있다. 참고로 폴리페놀은 포도

외에도 사과, 카카오, 콩류, 보리 등에도 함유되어 있다.

지금부터 20년 전부터 레드 와인이 동맥경화 예방 및 암 예방에 효과가 있다는 연구 결과가 있었다. 최근에는 폴리페놀의 일종인 프로시아니딘(procyanidins)에 관한 쥐 실험을 실시했는데, 프로시아니딘을 섭취하자 고지방 등으로 악화된 장에 유익균이 증가해 장내 균형이 개선되는 결과를 얻을 수 있었다.

또한 중간균으로 장내 세균의 3~5%를 차지하는 아커만시아균(akkermansia)이 장의 방어를 향상시켜 지질대사 이상이나 당뇨병 예방에 효과가 있다는 사실도 확인되었다. 그리고 장내 세균이 폴리페놀을 분해하면 페놀산류가 생성된다는 사실도 판명되었다. 페놀산류는 항염증작용 외에 항암제로 사용되고 있는 옵디보라는 약의 작용을 보조할 가능성이 있다고도 추측되고 있다.

우리는 와인하면 프랑스를 떠올린다. 프랑스인은 고지방 식사를 좋아하는데, 동맥경화나 뇌경색 등 순환기계 질환이 적다고 알려져 있다. 이 현상은 프렌치 패러독스(French paradox)라고 불린다.

그 이유는 무엇일까? 첫째로 프랑스인이 저녁식사 때 마시는 레드 와인이 원인이라고 추측된다. 앞서 언급한 연구결과처럼 레드와인에 함유된 폴리페놀에는 당뇨병 등 성인병을 예방하는 효과와 항암작용이 있다고 알려져 있으므로 일상적으로 레드 와인을 마시는 프랑스인에게 이런 패러독스가 발생한다고 보는 것이다.

또 다른 원인으로 꼽히는 것이 레드 와인에 포함된 항산화 물질

레드 와인의 다양한 효과

1 중성지방이 간에 많이 축적된 상태. 혈류장애가 일어나 간세포 괴사, 간 기능을 떨어뜨려 간염, 간경화, 간암 등으로 진행될 수도 있다.

2 폴리페놀의 일종인 프로시아니딘을 섭취하면 유익균이 증가해서 장내 균형이 개선된다고 확인되었다.

3 장내 세균인 아커만시아균이 작용하면 장의 방어 기능이 향상되고 지질 대사 이상이나 당뇨병을 예방한다는 연구 결과가 있다.

4 장내 세균이 폴리페놀을 분해하면 페놀산류가 생성된다. 페놀산류는 항염증작용이 있고, 항암제 옵디보의 작용을 보조할 가능성이 있다고 한다.

5 항산화 물질이며 폴리페놀의 일종인 레스베라트롤의 섭취는 수명, 노화, 회춘 등에 관련된 장수 유전자(시르투인 유전자)가 움직이는 한 가지 조건일 수 있다는 연구 결과가 있다.

6 내장지방의 분해 촉진과 지방 세포의 성장을 막는 효과가 있다고 한다.

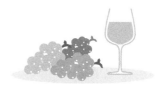

로 폴리페놀의 일종인 레스베라트롤(resveratrol)의 존재다. 사람의 DNA는 무수한 염기들이 이중나선 구조로 이어져 있다. 이 사슬에는 부모에게 물려받은 유전 정보와 태곳적부터 인간이 가지고 있던 유전 정보가 포함되어 있다. 거기에는 수명, 노화, 회춘에 관련된 장수 유전자(시르투인 유전자)라고 불리는 유전자도 존재하고 있지만, 이 유전자는 평상시 가동하지 않는다. 그러나 움직이는 조건 중 하나로 레스베라트롤의 섭취가 필요하다는 것을 알게 되었다. 현재 프렌치 패러독스를 발생시키는 원인은 레드 와인에 의한 레스베라트롤 섭취라는 것이 정설로 자리 잡고 있다.

같은 포도 와인이라고 하더라도 화이트 와인에는 폴리페놀이 거의 없다. 붉은 색과 관련되어 있으므로 그 외에는 블루베리와 링곤베리 등의 베리류, 땅콩의 속껍질 등에도 많이 함유되어 있다. 참고로 화이트 와인의 쌉쌀한 맛에 살이 빠지는 효과가 있다는 의사도 있다.

레드 와인이 내장지방의 연소를 돕고 지방 세포의 성장을 막는 효과가 있다는 사실도 실험으로 확인되었다. 또한 인슐린의 작용에 영향을 미쳐 당뇨병을 방지하는 것으로도 알려져 있다. 다만 적당량을 초과하면 장내 세균의 균형이 무너지므로 주의하자.

소주는 심근경색의 원인이 되는 혈전을 녹인다

●●●

나쁜 생활 습관으로 걸리는 질병으로 당뇨병과 함께 꼽히는 것이 심근경색, 뇌경색, 뇌졸중 등 혈관이 막히는 순환기계 질환이다. 그리고 혈관이 막히는 원인이 되는 것은 혈전이다. 우선 혈전이 생기는 과정에 대해 설명하겠다.

혈관 안쪽에는 혈관내피세포라고 하는 섬세한 세포가 비늘처럼 늘어서 있다. 혈관내피세포는 혈액에서 운반되어 오는 산소나 영양소 등을 받아들일 때 문지기 같은 역할을 해서 세포와 신체를 보호하는데, 여러 위험인자에 의해 혈관내피세포가 손상되면 LDL콜레스테롤이라는 유해한 콜레스테롤이 혈관 속으로 들어오려고 한다. 이것은 활성산소와 결합해서 산화 LDL콜레스테롤이라는 이물질로 바뀐다. 이물질이 나타날 때 퇴치하러 오는 것이 바로 백혈구다. 백혈구는 산화 LDL콜레스테롤을 먹는 마크로파지(macrophage, 대식세포)로 바뀌어 산화 LDL콜레스테롤을 포식한다.

여기까지는 좋은데, 마크로파지가 거기에서 아테롬(atheroma)이라는 지방 덩어리가 되어 혈관 내에 쌓이며 솟아오른다. 이것이 혈류를 방해한다. 이는 플라크라고 불리는데 플라크는 걸쭉한 아테롬 덩어리이므로 가령 혈압이 높아졌을 때의 충격으로도 아주 쉽게 파열된다.

혈전이 생기는 구조와 혈전용해효소의 작용

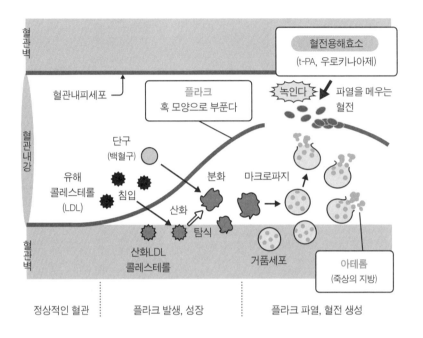

혈관벽

혈관내강

혈관벽

혈전용해효소
(t-PA, 우로키나아제)

혈관내피세포

플라크
혹 모양으로 부푼다

녹인다 파열을 메우는
혈전

단구
(백혈구)

분화 마크로파지

유해
콜레스테롤
(LDL) 침입

산화

산화LDL
콜레스테롤 탐식

거품세포

아테롬
(죽상의 지방)

정상적인 혈관 : 플라크 발생, 성장 : 플라크 파열, 혈전 생성

· 혈전용해효소의 기능 ·

젊을 때는 혈관이 유연하기 때문에 혈전이 잘 생기지 않는다. 그러나 나이가 들수록 혈전이 잘 생기고 녹이는 힘이 약해지는데, 이때 t-PA나 우로키나아제라는 혈전용해효소가 혈전을 녹이는 기능을 한다. 을류 소주와 아와모리가 t-PA와 우로키나아제의 분비를 촉진한다는 사실이 발견되었다.

이렇게 갈라진 틈을 막아주는 기능을 하는 것이 혈소판이다. 혈소판은 플라크의 갈라진 틈을 막기 위해 모여서 단단히 응고한다. 이것이 큰 덩어리가 되어 혈전이 만들어지는 것이다. 결국 혈전이 혈관에서 떨어져나가서 혈류를 타고 흐르다가 어디에서 막히느냐에 따라 심근경색, 뇌경색 등으로 호칭이 바뀐다.

원래 혈관내피세포가 손상되는 것은 혈관의 탄력과 유연함이 없어졌기 때문이다. 혈관이 유연함을 잃는 것은 곧 눈에 띄게 노화로 나타난다. 따라서 혈관의 탄력을 유지하는 것이 젊음을 유지하는 길이다.

이와 관련해서 주목할 만한 연구 결과가 있다. 구라시키 예술과학대학 명예 교수인 스미 히로유키(須見洋行)가 발표한 연구 결과다. 스미 교수는 순환기계 연구의 1인자로, 낫토에 포함된 나토키나아제(nattokinase)가 혈전을 녹인다는 사실을 밝혀낸 멤버 중 한 명이다. 이런 스미 교수의 연구 중에 술에 대해 주목하고 싶은 것은 소주가 혈전을 녹이는 작용이 있다는 것을 밝혀낸 긴이다.

혈소판이 모여서 생긴 혈전은 큰 덩어리로 되어 있기 때문에 떨어져 나가서 혈관을 막을 위험성이 있다. 젊을 때는 이런 다소의 혈전이라도 녹일 능력이 있으며, 혈관이 유연하기 때문에 애초에 혈전이 잘 생기지 않는데, 점점 나이가 들면 혈전이 생기기 쉬워지고 녹이는 힘도 약해지는 것이다. 그래서 필요한 것이 혈전용해효소다. 이것은 이름 그대로 혈전을 녹이는 효소다. 그 효소는 t-PA나 우로키나아제라는 것으로, 혈관내피세포와 함께 섬유소 분해 효소를 활성화한다. 이것이 혈전을 녹이는 힘이 된다.

스미 교수는 소주와 아와모리가 t-PA나 우로키나아제의 분비를 촉진한다는 사실을 발견했다. 이런 소주는 을류에 속하는 감자, 고구마, 보리, 쌀 등을 원료로 만든 본격적인 소주다. 그중에서도 고구마나 감자로 만든 소주가 가장 효과가 크다고 한다.

또한 고구마나 감자로 만든 소주에는 β-페닐에틸알코올(β-Phenylethyl Alcohol)이나 카푸로산 에틸(ethyl caproate)이라는 향기 성분이 함유되어 있어 마실 뿐 아니라 향기를 맡는 것으로도 t-PA를 활성화하는 효과가 있다고 한다. 고구마나 감자 소주의 향은 독특해서 맛과 함께 호불호가 갈리는데, 만약 싫지 않다면 건강을 위해 마시는 술이 될 것이다.

일본에서는 소주에 뜨거운 물을 부어서 즐기는 방식이 있다. 그렇게 하면 향기가 진해지고 알코올이 약간 날아가기 때문에 감자나 고구마 소주로 혈전을 녹이는 효과를 원한다면 이 방법이 가장 좋을 수도 있다.

통풍에 걸리면 맥주를 마시면 안 될까?

••••

성게알, 연어알 등의 생선알이나 달걀을 많이 먹으면 통풍에 걸린다는 말이 있다. 통풍의 직접적인 원인은 체내에 늘어난 요산이 관절과 신장에서 결정화되고, 그 자리에 쌓여서 관절에 심한 통증이 생기거나 신장 기능장애를 일으키는 질병으로, 일명 사치병이라고도 한다. 푸린체(purine bodies) 등이 많이 포함된 식품을 많이 먹어서 요산이 생기고, 소변과 땀으로 배출되지 않은 요산이 혈액에 증가해 고요산혈증으로 통풍이 된다고 한다.

맥주는 요산 수치를 높이는 술로, 통풍 위험군인 사람이나 이미 통풍에 걸린 사람은 맥주를 마셔서는 안 된다고 하는데, 정말 그럴까? 실제로 맥주를 마시는 것이 통풍의 원인이 되는 것이 아니라 다른 술, 식사, 생활 습관, 스트레스 등 여러 요인이 겹쳐 통풍이 되는 것이다.

내가 이런 말을 할 수 있는 까닭은 예전에 심한 스트레스를 받아서 통풍에 걸린 적이 있기 때문이다. 그래서 적당히 술을 즐기면서 스트레스가 쌓이지 않도록 조심해서 생활하고, 당질을 대폭 줄이고 장내 세균을 부활시키는 식생활로 바꾸었다. 그러자 얼마 후 통풍이 사라졌다.

현 시점에서 요산 수치가 높은 사람은 자신이 안고 있는 스트레스를 해소한 다음 물을 일부러 많이 마셔서 소변 배출에 신경 써야한다. 가벼운 운동도 스트레스 해소에 도움이 된다. 다만 술에는 적정량이 있기 때문에 그것만큼은 지켜야 한다.

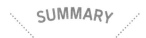

○ 술에는 이점과 단점이 있다. 그 사실을 알고 적정량을 지키자.

○ 양조주보다 증류주가 좋다. 양조주인 레드 와인이나 사케의 효과도 알아두자.

○ 양질의 단백질, 비타민B군, 식이섬유 등은 간 기능을 돕는다.

○ 과음한 간에 단백질, 비타민, 타우린 등이 풍부한 재첩은 효과가 좋다.

○ 술의 효용

　① 위장의 연동 운동이 시작되어 식욕이 증진된다.

　② 혈관이 확장되어 혈액순환이 좋아져 몸의 피로가 회복된다.

　③ 긴장이 풀려서 평상시보다 밝고 건강해진다.

　④ 뇌의 긴장이 풀려서 기분이 좋아지고 스트레스가 줄어든다.

　⑤ 혈전이 생기는 것을 방해하거나 혈전을 녹인다. 풍부한 아미노산을 섭취할 수 있다.

○ 과음의 영향

　① 알코올 분해가 우선되고 당질 대사가 뒤로 밀려 중성지방이 쌓인다.

　② 활성산소의 증가, 뇌 기능 저하, 순환기와 소화기 질환 등으로 이어진다.

　③ 치매 위험이 높아진다. 알코올 의존증과 우울증과의 관계도 무시할 수 없다.

　④ 알코올성 지방간, 알코올성 간염, 간경변, 췌장염 등에 걸릴 수 있다.

　⑤ 식도, 위, 간, 대장, 유방 등에 각종 암을 일으킨다는 지적이 있다.

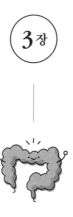

3장

물과 장은
오래된 친구 같은 사이

음주 시에는 미리
체이서로 물을 준비해 두는 것이 좋다.
물을 현명하게 마시는 일이 술을 맛있게 마시는 데에
도움이 된다는 점을 알아두자.

물은 인간의 몸에 어떤 역할을 할까?

••••

술 이야기를 하려면 피할 수 없는 것이 있다. 바로 물에 관한 이야기다. 술은 물을 바탕으로 만들지만 체내의 탈수를 촉진하기 때문이다. 탈수증상에 대해서는 나중에 자세히 설명하겠다.

우리 몸은 성인의 경우 60~70%가 수분으로 되어 있다. 인간에게 물은 존재하기 위한 중요한 구성 요소다. 깨끗한 물에 흙탕물을 넣으면 탁해지듯이 인간의 몸에도 좋지 않은 물이 들어오면 몸 상태가 안 좋아지는 것은 당연하다고 볼 수 있다.

그러면 물은 인간에게 어떤 역할을 하고 있을까? 당연한 이야기도 있지만, 여기서 간단하게 8가지로 정리해두겠다.

① 발한작용

인간은 체온 조절을 위해 땀을 흘린다. 땀이 기화하며 열을 빼앗아 몸이 식는다. 인간의 몸은 수냉식이라는 것이다. 최근 열사병으로 쓰러지는 사람이 늘면서 전보다 수분을 보충하라고 당부하는 소리가 자주 들려온다. 수분은 땀의 근원이 되므로 중요하다.

② 신진대사 촉진

사람은 몸속에서 오래된 세포가 죽고 대신 새로운 세포가 태어나는 활동을 반복하면서 생명을 유지한다. 이것이 신진대사다. 그 버팀목이 되는 것이 온몸의 세포에 영양소를 보내는 혈액과 림프액 등이다. 또한 노폐물은 밖으로 배출되는데, 이때도 물이 이용된다.

③ 해독작용, 희석작용

몸에 독이나 이물질이 들어오면 그것을 분해하거나 희석해서 몸을 보호한다. 이것이 해독작용과 희석작용이다. 그러기 위해 필요한 것도 물이다. 술을 많이 마시면 탈수작용과 함께 유해물질인 아세트알데히드가 발생해 숙취가 생긴다. 이를 해소하기 위해 필요한 것도 물이다.

④ 진정작용

흥분하거나 긴장하거나 스트레스가 높아졌을 때 생리 반응으로 뇌에 혈액이 모인다. 피가 거꾸로 솟는다는 말이 딱 맞다. 그럴 때 물을 한 잔 마시면 머리에 고인 혈액이 위장으로 향해서 마음이 안정된다.

⑤ 입면작용

일상생활을 하다 보면 머리를 사용하기 때문에 필연적으로 머리에 많은 혈액이 모인다. 잘 때는 그 긴장감을 풀어줘야 한다. 그럴 때는 물을 한 잔 마시는 것이 알맞다. 그러면 진정작용과 마찬가지로 위장으로 혈액이 내려와 긴장감이 풀리고 마음이 안정되어 쉽게 잠이 든다.

⑥ 각성작용

잠이 드는 것과 정반대의 효과다. 아침에 일어나면 잠이 깨지 않아서 멍하니 있을 때가 많을 것이다. 그것은 수면 중에 우위가 된 부교감 신경이 교감 신경으로 전환되지 않았기 때문이다. 그때 차가운 물을 마셔서 자극을 주면 몸과 마음이 모두 상쾌해져서 부교감 신경을 억제하고 교감 신경이 우위가 되어 진정한 의미에서 잠에서 깨어나게 된다.

⑦ 이뇨작용

소변은 몸속의 불필요한 노폐물을 배출하는 기능을 한다. 그 원료가 되는 것도 물이다. 물은 몸속을 돌면서 불순물을 신장에 모아 여과한 뒤 몸 밖으로 밀어내는 역할을 한다.

⑧ 혈액순환 촉진

인간의 몸속을 돌면서 산소와 영양소를 온몸으로 운반하는 것이 혈액이다. 혈액의 성분에도 물이 포함된다. 탈수 상태에 빠지거나 과식, 과음 등으로 혈액 속에 당이나 지방이 과도해져서 피가 탁해지면 몸에 악영향을 준다. 혈액을 맑은 상태로 유지하려면 다양한 원인을 제거하면서 동시에 수분을 보충해야 한다.

이처럼 물은 단순히 땀이나 소변 등의 체액, 그리고 술의 주재료가 될 뿐 아니라 다양한 기능을 한다는 사실도 이해해두자.

수돗물과 천연수는 어떤 점이 다른가?

• • •

폭염이 계속되어 물 부족이 되는 경우도 있지만, 장마도 있고, 눈도 내리고, 태풍도 자주 찾아온다. 일본은 화산이 많은 섬나라이기 때문에 눈이 녹은 물이나 빗물이 땅속의 미네랄을 녹이면서 지하에 고였다가 솟아올라 사람들에게 혜택을 준다. 나중에 다시 설명하겠지만, 일본은 특히 화산이 많기 때문에 독특한 수질을 지니게 되었다.

수도꼭지만 틀면 깨끗한 물이 나오는 환경은 정말 행복한 것이다. 어디에서나 물이 풍부한 생활을 할 수 있기 때문이다. 그러나 물이 풍부하다고 귀하지 않은 것은 아니다. 일본의 이름난 술들은 깨끗하고 풍부한 물의 산출지에서 나온다.

아무리 물이 깨끗하다고 해도 수돗물로 술을 만드는 어리석은 양조장은 없다. 세계 어디에서 만들든 미네랄이 풍부하게 함유된 귀한 생수에서 명주가 나오는 법이다. 술을 사랑하는 사람들은 물에 경의를 표해야 한다. 술을 좋아하는 사람들은 마음에 새겨두자.

그런데 한 마디로 물이라고 해도 관점에 따라서 여러 가지로 분류할 수 있다. 우선 그 부분을 정리해두자. 먼저 물에는 천연수와 수돗물 두 가지가 있다. 우리는 외국에 나가면 생수를 마시면 안 된다는 말을 자주 한다. 잡다한 균이 들어 있어서 복통을 일으킬 수 있기 때문이다. 다만 대부분 복통을 일으키는 물은 일부 아시아나 아프리카 등 환경이 낙후된 곳의 물이다. 그런데 현지인들은 그 물을 먹고 살아간다. 즉 그 물에 대한 내성이 없으면 복통이나 설사가 생기는 것이다.

물론 현지에서 생활하는 동안 아무렇지도 않게 물을 마시게 되거나, 아니면 간 지 얼마 되지 않았는데도 문제없이 물을 마시는 사람도 있다. 이는 극단적인 예이며, 모두가 똑같이 물을 마실 수 있는 것은 아니다. 어디에서든 최대한 안전하다고 판단되는 물을 마셔야 한다.

전 세계 수돗물의 수질기준을 비교해볼 때 일본에서는 대장균이 검출되지 않는 것이 절대조건이며, 일반 세균수도 MPN(most probable number: 물 속 대장균군 수를 확률적으로 구하는 최확수) 10 이하다. 그런데 많은 나라가 통상 일반 세균 수에 관한 기준이 매우 느슨하다. 그에 비하면 일본의 수돗물은 '깨끗한' 편이라고 할 수 있다.

물과 장의 미묘한 관계

●●●

위에서 '깨끗한'이라고 강조한 데에는 이유가 있다. 일본의 수돗물은 생수를 살균 소독해서 음료로 사용할 수 있도록 한 물이다. 그때 염소 등을 사용해 소독한다. 일본은 WHO보다 엄격한 규제를 강제하고 있으므로 대장균을 없애는 방법으로 세계 최고 수준의 염소량으로 물을 소독하고 있다. 또한 활성탄 등을 이용하거나 여과해서 곰팡이 같은 불순물을 철저히 제거하고 있다. (한국의 수돗물 역시 몇 번의 침전과 여과 과정, 염소 소독을 거치고 있다-역주)

깨끗하고 맛있는 수돗물이라며 병에 넣어 팔고 있는 지자체도 있는 듯한데, 결국은 약을 써서 소독한 것이다. 샘물 같은 천연수보다 맛있을 수는 없다. 안전하다고는 하지만, 솔직히 몸에 좋다고 판단하기는 어렵다.

우리 몸에는 어느 정도 균이 필요하다. 몸에 균이 하나도 없다면 모든 면역작용이 없어져 목숨을 잃을 것이다. 인간의 몸에는 다양한 균이 필요하지만, 특히 많은 균을 몸에 저장하는 장소가 바로 장 속이다. 이런 장내 플로라의 꽃밭을 짓밟는 것 중 하나가 염소다. 장은 다양한 면역을 담당하는 기관으로 질병이나 노화를 방지하는 힘을 가지고 있지만 염소는 그 기능을 방해한다.

인간의 면역력은 떨어지는 추세다. 극도의 청결함과 안전성을 추구하기 때문이다. 그것은 음식이나 일상생활의 모습에서 나타나고 있다. 청결을 지키기 위한 세제, 청소용품, 제균 시트, 유통기한을 지나치게 엄격하게 설정한 음식과 음료를 생각해보자. 지나치게 결벽을 중시하다 보니 몸에 필요한 균까지 죽여서 면역력이 떨어지는 것이다. 바닥에 떨어진 것을 주워 먹는다고 죽지 않는다. 오히려 내 전문분야에서 보자면 권장하고 싶을 정도다. 결국 청결한 수돗물은 장내 환경을 좋게 하는 것이 아니라 오히려 나쁘게 한다. 장 건강을 위해서는 장내 세균까지 죽여서는 안 된다는 점을 충분히 이해해야 한다.

차가운 물보다 끓인 물이 좋다는 말도 있지만, 그것 역시 별로 추천할 수 없다. 끓였을 경우에 수증기가 날아가며 불순물이 졸아들어 농도가 높아진 상태가 되기 때문에 더 나쁜 물이 된다. 흔히 아기에게는 끓인 물을 먹여야 한다고 하는데, 오히려 순수한 몸에는 좋지 않은 일이다.

천연수라고 판매되는 물은 염소 등을 사용해서 소독하는 것이 아니라 천연수에서 먼지를 제거하고 용기에 담은 것이다. 이 작업공정에 따라서도 여러 가지로 분류되는데, 그 설명은 뒤에서 정리하겠다. 우선 우리가 물이라고 칭하는 것은 소독처리 된 수돗물과 소독되지 않은 천연수 두 종류가 있다는 사실을 알아두자.

장을 건강하게 하는 천연수는
경수와 연수 중 어느 쪽일까?

• • •

이번 장에서 언급하는 물은 수돗물이 아니라 천연수다. 산지에서 샘물을 직접 물통에 떠볼 수 있는 곳도 있는데, 그런 물이 진짜 천연수다.

그러나 페트병에 넣어 판매되는 천연수에도 여러 차이가 있는데, 의사의 입장에서는 몸에 더 좋은 물을 추천하고 싶은 것이 당연하다. 내 전문 분야 중 하나가 감염 면역학이기 때문에 면역력을 높이기 위해 장을 건강하게 하는 물이 몸에 좋다고 정의해두겠다. 그것이 바로 내추럴 미네랄워터다.

일본 농림수산성이 정하는 '미네랄워터(용기에 든 음용수)의 품질 표시 가이드라인'에서는 미네랄워터를 4종류로 분류하고 있다.

① 내추럴워터

특정 수원에서 채취한 지하수를 원수로 해서 침전, 여과, 가열 살균 이외의 물리적·화학적 처리를 하지 않는 것.

② 내추럴 미네랄워터

내추럴워터 중에서 지층 속의 무기염류(미네랄 분)가 녹아든 지하수를 원수로 한 것. 천연의 이산화탄소가 녹아서 발포성이 있는 지하수도 포함한다.

③ 미네랄워터

내추럴 미네랄워터를 원수로 해서 품질을 안정시킬 목적으로 미네랄의 조정, 살균이나 제균, 다수의 수원에서 채취한 내추럴 미네랄워터를 혼합한 것.

④ 보틀드 워터

음용수 중에서 위에서 나온 이외의 것.

농림수산성의 가이드라인에 따르면 내추럴 미네랄워터는 '특정 수원에서 채취한 지하수를 원수로 해서 침전, 여과, 가열 살균 이외의 물리적·화학적 처리를 하지 않고 지층 속의 미네랄 분이 녹아든 지하수를 원수로 한 것'이라고 정의된다. 즉 미네랄의 조정 및 혼합수는 그 대상이 되지 않는다. 이런 표기는 엄수해야 하므로 제품 라벨의 품명에 내추럴 미네랄워터라고 표기된 것이 장을 건강하게 하는 물이다.

그렇다면 이 미네랄이란 무엇일까? 미네랄은 광물을 가리키는데, 특히 주목해야 할 미네랄은 칼슘과 마그네슘이다. 칼슘은 장 속에서 음식을 소화할 때 앞으로 움직이는 연동 운동을 활발하게 하는 작용이 있다. 연동 운동이 활발해지면 면역 기능이 더욱 활성화되어 영양소와 수분이 제대로 흡수된다. 그것을 지지해주는 것이 칼슘이다. 그리고 또 하나 중요한 것이 마그네슘이다. 마그네슘은 변을 부드럽게 하는 작용이 있으므로 배변 기능이 향상되고 변비를 방지할 수 있다.

장이 활발하게 연동 운동을 하지 않고 대변이 딱딱해져 장내에 오래 있으면 유해균인 부패균이 번식해서 장내 환경, 즉 장내 플로라가 엉망이 된다. 심지어 그 부패균에서 부패물질이 생겨나 암세포로 변질되어 대장암을 일으킬 가능성이 커진다. 그렇게 되지 않도록 소화와 흡수를 촉진하고 배변을 좋게 하는 작용이 칼슘과 마그네슘에 있는 것이다.

미네랄워터의 용기를 보면 여러 가지 품명과 성분 표시가 세세하게 표기되어 있다. 구입할 때는 최소한 명칭이 내추럴 미네랄워터면서, 함유 성분에 칼슘과 마그네슘이 있는지 눈여겨봐야 한다.

일본은 화산섬이기 때문에 많은 천연수에 후지산, 기리시마산, 아카이시 산맥 등의 화산 퇴적물이 침투되어 있다. 칼슘과 마그네슘, 기타 미네랄은 이런 지층에 포함되어 있으므로 훌륭한 자연 미네랄워터를 많이 채취할 수 있다. 일본의 환경적인 이점이라고 할 수 있다.

이런 칼슘과 마그네슘 함유량으로 수질을 분류한 것이 경수와 연수다. 경도가 높은 물일수록 칼슘과 마그네슘이 많이 함유되어 있다.

$$\text{물의 경도} \quad \begin{aligned} &= \text{칼슘mg/L} \times 2.5 + \text{마그네슘mg/L} \times 4.1 \\ &= \text{경도mg/L} \end{aligned}$$

외국에서 미용에 좋은 물이라고 해서 한 모금 마셨더니 뭔가 감칠맛이 나면서 끈적끈적하고 묵직한 느낌을 받은 적이 없는가? 이런 물은 벌컥벌컥 들이키기가 어렵고, 사람에 따라서는 설사를 할 수도 있다. 이것이 경도가 높은 경수라고 불리는 물의 전형적인 특징이다. 반대로 마시기 쉬운 물은 광질 성분이 많지 않기 때문에 목에서 잘 넘어간다. 이것이 연수라고 부르는 물이다. 참고하자면 물의 경도는 위의 식으로 구할 수 있다.

110쪽 표를 보면 일본과 프랑스는 물의 경도가 크게 다르다. 지질 등에 차이가 있기 때문인데 일반적으로 서양의 천연수는 경수, 일본의 물은 연수의 경향이 강하다. (한국의 물은 연수가 많다-역주)

이런 수질의 차이는 물로 만드는 술과도 관계가 있다. 서양에서는 칼슘, 마그네슘이 많은 경수를 사용하고 있으며 그 물로 와인과 위스키 등이 만들어진다. 한편 사케나 소주 등 일본에서 만드는 술은 대체로 연수가 사용되기 때문에 경도가 강한 서양과는 달리 부드러우면서도 입맛을 당기는 술이 된다.

경수와 연수에 의한 술의 질의 차이는 안주 등 음식에도 영향을 준다. 이에 대해서는 뒤에서 다시 설명하겠다.

경수와 연수의 차이

	연수	경수
경도	• 120mg/L 미만 (칼슘·마그네슘 등 미네랄 함량이 적다)	• 120mg/L 이상 (칼슘·마그네슘 등 미네랄 함량이 많다)
맛	• 맛이 순해서 마시기 좋다. • 특유의 맛이 없다.	• 마그네슘의 양이 많은 물일수록 쓴맛이 나 묵직함 등 독특한 풍미가 늘어난다.
적용	• 몸에 부담이 적기 때문에 취침전이나 컨디션이 안 좋을 때, 수분을 보충하 기에 좋다. • 차나 홍차, 음식을 조리하기 좋다. • 아기 분유용 으로 적합하다.	• 미네랄이 풍부하여 매일 수분을 보충하 는 데에 사용하면 체질 개선과 건강증 진에 도움이 된다.특히 칼슘과 마그네슘 이 많은 물은 뇌경색, 심근경색의 예방 도 기대할 수 있다.
주의점	• 미네랄 함유량이 적기 때문에 체질 개선 등의 효과는 크게 기대하기 어 렵다.	• 마그네슘을 너무 많이 섭취하면 설사 등의 위장 장애를 일으키기 쉽다. • 경수를 마시지 못하는 사람은 경도를 서서히 올려 가면 좋다.

페리에
[프랑스산]
경도 400.5mg/L
pH 5.5
전 세계에서 사랑받는
탄산수의 정석

산펠레그리노
[이탈리아산]
경도 667mg/L
pH 7.6
부드러운 탄산으로
테이블워터의 대명사

콘트렉스
[프랑스산]
경도 1551mg/L
pH 7.4
다이어트 워터로 인기.
설파이드 양은 1187mg/L

닥터 워터
경도 중간 정도의 연수
탄산수소이온 160mg/L
콜라겐 생성을 보조하는
실리카 함량이 86mg/L로 풍부함

**기린 알칼리
이온수**
경도 59mg/L
pH 8.8~9.4
후지산과 하쿠산의 복류수라는
천연수의 맛을 살린 채 전기 분해를 한
알칼리 이온수

출처:『万病を防ぐ「水」の飲み方·選び方』(藤田紘一郎著、講談社)

산성수와 알칼리수의 차이가 장에 미치는 영향

● ● ●

여러분은 학교 과학 시간에 리트머스 시험지로 산성과 알칼리성을 확인하는 실험을 한 적이 있을 것이다. 리트머스 시험지가 빨간색이 되는 액체는 산성이고, 파란색이 되는 액체는 알칼리성이라고 했다.

물론 물도 산성과 알칼리성을 가지고 있다. 이것은 수분 중 수소이온의 농도 지수(pH 수치)로 결정되는데, pH7은 중성이며 그것보다 수치가 크면 알칼리성, 수치가 작으면 산성이 된다. 이 수치가 지나치게 양극단인 것은 일상생활에서 사용할 수 없기 때문에 대개 약산성과 약알칼리성의 범위 내에 있는 물을 사용하게 된다. 몸에 좋은 물은 약알칼리성이다. 칼슘이나 마그네슘의 함유량으로 수질은 알칼리성에 가까워진다.

예로부터 신의 물이라고 여겨져 온 피레네 산맥의 루르드 샘물은 이온화된 칼슘과 마그네슘을 풍부하게 함유하고 있다. 이 물은 병을 고치는 물이라는 전설과 함께 소중히 취급되어 왔는데, 실제로 수질 조사와 실험을 해보니 풍부하게 함유된 미네랄이 뇌경색이나 심근경색 등의 병에 걸릴 확률을 낮춘다고 증명되었다. 정말 병을 고치는 신의 물이었던 것이다.

어째서 뇌경색이나 심근경색에 천연수가 좋은 것일까? 그 답은

칼슘 부족과 질병의 관계

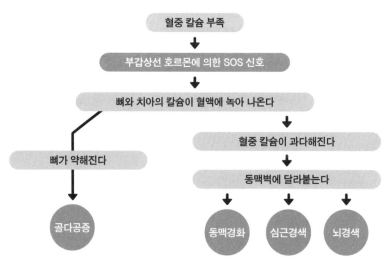

출처: 「万病を防ぐ「水」の飲み方・選び方」 (藤田紘一郎著, 講談社)

명칭	나트륨	칼슘	마그네슘	칼륨	경도	산지
아카이시 산맥의 천연수	0.65	0.97	0.15	0.28	30	일본
로코의 맛좋은 물	1.69	2.51	0.52	0.04	84	일본
류센동굴의 물	0.23	3.52	0.22	0.03	97	일본
에비앙	0.5	7.8	2.4	0.1	291	프랑스
비텔	0.73	9.11	1.99	0.49	307.1	프랑스
페리에	1.15	14.9	0.7	0.14	400.5	프랑스
콘트렉스	0.91	48.6	8.4	0.32	1551	프랑스

단위 미네랄류: mg/100ml, 경도: mg/L

칼슘에 있다. 인간의 몸은 칼슘의 양이 부족하면 반대로 칼슘이 과잉되는 이상한 성질이 있다. 이를 칼슘 패러독스라고 한다.

칼슘은 잘 알려진 대로 뼈와 치아에 포함되어 있다. 효과적으로 칼슘을 섭취하기 위해 "작은 물고기는 머리부터 통째로 먹어라."라는 식의 방법을 권장해왔다. 물론 이것은 생선뼈 등에 칼슘이 풍부하게 들어 있기 때문이다.

칼슘은 뼈 이외에도 근육, 뇌, 신경, 혈액 등에 약간씩 존재하는데, 이 약간의 칼슘이 절묘한 균형으로 조절되어 혈액의 응고나 근육 수축에 사용되고 있다. 칼슘이 부족하면 몸은 자연스럽게 뼈에서 혈액 속으로 조금씩 칼슘을 가져가기 시작한다. 스스로 몸을 좀먹는 것이다. 이것이 진행이 되면 치아가 약해지거나 골다공증을 일으킬 수도 있다.

이 과정은 부갑상선이 호르몬을 분비해서 조절되는데, 칼슘을 보충해도 바로 그 호르몬의 분비가 멈춘다고 단정할 수 없다. 그동안 계속 뼈에서 칼슘이 혈액 속으로 흘러나와 혈관 벽에 달라붙어 혈관을 딱딱하게 만든다. 유연함을 잃은 혈관은 동맥경화를 쉽게 일으키고, 혈관벽이 손상되면 그곳에 플라크라는 혈관 보호 덩어리가 생긴다. 이것이 떨어져서 혈전이 되어 혈관에 쌓이면 뇌경색이나 심근경색을 일으키게 된다.

루르드 샘물로 대표되는 천연수는 적당한 칼슘을 보충해주므로 이러한 칼슘 패러독스를 방지하고 그 결과 심근경색 등 순환기계 질환에 걸릴 위험을 낮춰준다.

또한 술을 마시는 가장 큰 목적이라 해도 과언이 아닌 스트레스 해소에도 칼슘이 한몫하고 있다. 칼슘은 정신적인 불안정을 완화하는 작용이 있기 때문이다. 미네랄워터로 만든 술이나 그런 술과 함께 체이서로 마시는 미네랄워터에는 스트레스를 해소하는 약이 처음부터 들어 있다고도 할 수 있다.

참고로 칼슘을 보충하는 방법은 물만이 아니라 작은 생선 등 다른 음식으로도 가능하다. 음료에서는 우유를 들 수 있다. 키가 컸으면 하는 마음에서 어린 시절에 열심히 우유를 마신 사람도 많을 것이다. 물론 우유에도 칼슘이 함유되어 있지만, 서양인에 비해 동양인은 우유를 분해하는 효소가 부족해서 우유를 마시면 설사를 하는 경우가 많다.

이미 2장에서 설명했지만 원래 일본인에게 우유를 마시는 습관이 거의 없었고, 제2차 세계 대전 후 미국의 시책에 의해 학교 급식으로 우유를 마시게 되었다고 한다. 그러니 체질에 따라 억지로 우유를 마시기보다는 내추럴 미네랄워터를 마시는 편이 칼슘을 잘 흡수할 수 있다.

한편 산성수는 어떨까? 앞에서 설명했듯이 수돗물에는 염소가 포함되어 있는데, 염소는 물에 녹으면 화학반응을 일으켜 염산과 치아염소산이라는 물질이 된다. 그것이 물속에 녹아 있기 때문에 연한 산성을 띠는 물이 되는 것이다. 참고로 얼음틀로 얼음을 만들고 있는 도중에 아직 물이 다 얼지 않은 상태에서 속의 수분만 빼내면, 순수한 물부터 얼음이 얼기 때문에 아직 얼지 않은 물은 산성이 더욱 강해진다.

물론 염소는 미량이므로 바로 몸에 해를 끼치는 것은 아니지만, 수돗물이 극히 약한 산성수라는 사실은 이해해두자. 산성의 물은 살균작용이 있어서 장내 세균을 죽인다. 수돗물은 극단적으로 말하자면 오히려 몸에 나쁜 물인 것이다. 따라서 건강한 장을 유지하고 면역력을 높이려면 내추럴 미네랄워터가 필요하다.

각종 미네랄이 장에 주는 효능

• • •

칼슘, 마그네슘 이외에도 인체에 좋은 영향을 미치는 미네랄 성분이 많다. 나는 50년 넘게 세계 70개국이 넘는 국가의 물을 조사해 왔다. 전 세계에서 건강 수명이 긴 나라 대부분이 칼슘이 풍부한 약알칼리성 물을 많이 마시고 있다. 일본에도 일본인이 마시기 쉬운 연수인 내추럴 미네랄워터가 있다.

물의 경도를 결정하는 기준은 칼슘과 마그네슘이라고 했지만, 그외에도 많은 천연 광물이 성분으로 녹아 있고, 지역에 따라 함유량이 차이가 나서 특징이 다르다. 예를 들어 '마그나'라는 오이타 현

다케타 시 나가유 온천의 샘물을 제품으로 만든 물은 일본에서 드물게 초경질의 물이다.

110쪽의 표에서는 프랑스산 콘트렉스가 경도 1,551로 최고치였는데, 마그나는 경도가 1,800이다. 내가 알고 있는 한 최상급의 경도를 가진 내추럴 미네랄워터다. 이것은 오이타 현 다케타 시의 지역적인 특성이 만들어낸, 일본에서도 특징적인 물이다. 익숙하지 않으면 꽤 마시기 어려울 수도 있지만 장내를 활발하게 하는 효과는 최상급이다.

마그나처럼 규슈 지방은 독특한 샘물을 채취할 수 있는 지역이다. 특히 미야자키 현 주변의 기타기리시마 산맥의 물은 실리카(silica)라고 하는 수용성 규소를 함유하고 있다. 이어서 실리카처럼 칼슘과 마그네슘 이외에 주목할 만한 미네랄을 소개하겠다.

실리카(규소)

인간의 몸은 최근의 연구 결과에서 약 37조 개의 세포로 구성되어 있다고 밝혀졌다. 실리카는 이런 세포벽을 하나하나 강화하는 작용을 한다. 특히 뼈를 형성하는 세포층에는 실리카가 골밀도와 연골 생성에 영향을 주며, 뼈를 강화하고 골다공증를 예방하는 데에 효과적이라고 한다. 또한 혈관의 탄력성을 높여 동맥경화 예방에도 도움을 준다.

실리카는 콜라겐 생성을 보조하는 효과도 있다. 잔주름이 있는 피부는 콜라겐과 히알루론산이 부족해서 피부 표면이 움패고 처지며, 나중에는 거친 주름이 된다. 그러나 실리카를 많이 섭취하면 콜라겐과 히알루론산의 생성이 활발해지고 피부에 탄력이 생겨 윤기를 되찾을 수 있다.

성인의 경우 평균적으로 몸을 구성하는 수분량은 체중의 60% 전후인데, 나이가 들수록 수분량이 점점 감소한다. 60세를 기준으로 하면 남성은 수분량이 60% 정도인 데 비해 여성은 50%를 밑돌아 남성보다 피부가 더 푸석푸석해진다.

그때 실리카가 들어간 실리카 물을 마시면, 콜라겐 등 피부의 안쪽에서 진피를 구성하는 부위가 강화되어 윤기를 되찾을 수 있다. 실리카 물이 피부 미용 효과가 있다고 하는 것은 이 때문이며 의학적 증거도 갖추고 있다.

실리카(규소)는 체내에서 생성되지 않으므로, 외부에서 섭취해야 한다. 실리카는 귀리, 수수, 보리, 현미 등의 곡물류, 감자, 순무, 아스파라거스, 김, 톳, 다시마 등에 많이 들어 있다. 식사에 더해 평소 마시는 물에서도 미네랄을 섭취할 수 있다면 건강을 지키는 데에 더욱 도움이 된다.

나트륨

소금의 화학식은 NaCl, 즉 염화나트륨의 구성요소가 나트륨이다. 인간의 몸에 꼭 필요한 염분의 절반은 나트륨이 담당하고 있다. 몸 전체로 보면 나트륨 총량 중 4분의 1은 골격 내에 포함되어 있고, 나머지가 혈액이나 세포 외의 체액 속에 있으며, 나트륨 이온이 삼투압을 조절하고 있다. 또한 나트륨은 미네랄의 대사를 돕고 칼륨과의 상호작용으로 신경전달을 지원하거나 혈압을 조절하는 작용이 있다.

그런데 우리는 짠 음식을 좋아하기 때문에 음식에 무심코 소금이나 간장을 너무 많이 뿌리다가 염분 섭취가 과다해진다. 일본 후생노동성의 '2013년 국민건강·영양 조사 결과의 개요'에서는 하루 평균 염분 섭취량이 남성 11.1g, 여성 9.4g이라고 발표했다. 이것만으로도 염분을 너무 많이 섭취해서 고혈압, 동맥경화, 심근경색 등의 질병이 발생하기 쉽다. 후생 노동성에서는 하루에 남성 8g, 여성 7g, 또한 고혈압 학회에서는 기준을 6g 미만으로 정하고 있다. 나트륨과 관련해서는 이렇게 음식에서 섭취하는 경우가 압도적으로 많기 때문에 미네랄워터에 나트륨을 굳이 바랄 필요는 없다.

나트륨은 쉽게 배설되는 미네랄이다. 다만 나트륨의 재흡수를 촉진하는 알도스테론(aldosterone)이라는 호르몬은 밤에 분비가 적고, 혈중 농도가 낮아지기 때문에 밤에는 염분이 몸에 쌓이기 어렵고 혈압도 잘 오르지 않는 생리작용이 있다. 즉 염분을 줄인다면 아침과 점심에 하고, 밤에는 염분을 적당히 섭취해도 된다는 것이다. 이것은 안주를 먹는 방법에 크게 영향을 준다.

칼륨

칼륨은 앞서 말했듯이 신경전달의 작용을 지원하며, 세포 내액에 녹아 산성과 알칼리성의 균형과 삼투압을 조절하는 작용을 한다. 나트륨에 의한 혈압 상승을 억제하는 것도 칼륨의 역할이다.

칼륨 부족은 피로, 나른함, 심장 이상 등을 초래할 수 있지만, 과다 섭취하면 간 기능 장애나 부정맥 등을 일으키는 원인이 된다.

철

산소를 몸 전체로 운반하는 헤모글로빈을 구성하는 미네랄이다. 철이 부족하면 철 결핍성 빈혈로 두통, 피로, 현기증 등이 일어날 수 있다. 철은 섭취해도 흡수율이 낮지만, 너무 많이 섭취하면 간에 철이 침착되어 몸에 나른함이나 현기증 등의 악영향을 준다. 균형 있게 섭취하기가 어려운 미네랄이다.

아연

아연은 인체에 필수적인 미네랄 중 하나다. 체내 호르몬을 구성하는 성분이며 DNA의 근원이 되는 단백질을 생성하고 성장을 촉진한다. 게다가 뇌의 활성화, 간경화의 개선, 콜레스테롤에 의한 동맥경화의 개선 등 중년과 노년층에게도 필요한 미네랄이다. 아연이 부족해지면 미각 장애와 생식 기능의 감퇴, 탈모, 피부 트러블 등이 발생한다.

아연은 땀이나 소변 등을 통해 몸 밖으로 쉽게 배출되는 특징이 있다. 식사 외로 섭취한다면 영양제를 먹거나 아연을 포함한 내추럴 미네랄워터를 적극적으로 마시는 것이 좋다.

세렌

성장에 필수적인 미네랄로 비타민E보다 500배 이상의 강한 항산화 작용을 한다. 항산화력이 있다는 것은 신체의 산화, 즉 노화를 방지하는 데에 도움이 된다는 의미다. 동맥경화나 혈액순환 장애의 개선, 갱년기 장애처럼 노화가 원인이 되는 질병을 예방하는 기능이 있다. 또한 암 예방도 기대할 수 있다.

다만 세렌도 과도하게 섭취하면 피부 트러블, 탈모, 간경화, 빈혈 등의 만성질환을 일으키는 원인이 되기도 하므로 적당히 섭취하도록 유의해야 한다.

이외에도 인, 몰리브덴, 망간, 크롬 등 미량이라도 필수적인 미네랄이 여러 가지 있다. 다만 미네랄은 광물이라서 인간의 체내에서는 생성되지 않으므로 외부에서 섭취해야 한다. 그 섭취 방법 중 하나가 바로 미네랄워터를 마시는 일이다.

내추럴 미네랄워터의 지역별 특징

• • •

내추럴 미네랄워터는 채취한 지역에 따라 함유 성분이 크게 달라진다. 예를 들어 일괄적으로 후지산의 물이라고 해도, 시즈오카 쪽에서 채취한 물과 야마나시 쪽의 물, 후지산 기슭에서 채취한 물은 성분에서 약간씩 차이가 난다. 그러나 대략적으로 말하자면 어느 정도의 경향은 파악할 수 있다.

예를 들어 후지산의 천연수는 채취 지역에 따라 경도가 다소 다르지만, 칼슘이나 칼륨이 약간 적고 마그네슘은 평균적이며, 실리카는 들어 있지 않지만, 바나듐이라는 미네랄이 많이 들어 있다. 바나듐은 혈당 수치를 낮추는 데에 효과가 있다고 알려져 있다.

규슈의 오이타, 히타 주변의 천연수는 칼슘과 나트륨이 다소 많고, 아연이 함유되어 있으며, 실리카의 함유량도 높은 경향이 있다. 일본에서는 비교적 경도가 강한 천연수다. 기타기리시마 산맥과 아소의 천연수도 칼슘과 나트륨이 많은 편이고 실리카도 많이 함유되어 있다.

사케에 자주 사용되는 교토·단바 주변의 물은 연수에 해당하며 칼슘, 마그네슘, 나트륨이 적당히 들어 있다. 아연이나 실리카 등의 미네랄은 들어 있지 않다.

이처럼 내추럴 미네랄워터라고 해도 국가별로, 지역별로 수질과 성분이 상당히 다르다는 것을 알 수 있다. 자신이 어떤 물을 필요로 하는지에 따라 물의 선택지도 정해진다고 할 수 있다.

활성산소를 중화하는 알칼리성 물은 장의 강력한 아군

●●●

내추럴 미네랄워터의 특징이나 성분의 효용에 관한 전반적인 이야기를 했는데, 술을 건강하게 즐기기 위해 술의 바탕이 되는 물이 구체적으로 어떤 의학적 효과가 있는지 몇 가지를 심도 있게 설명해보겠다. 대표적인 것으로 한정해서 질병과 어떤 관련이 있는지 자세히 설명할 텐데, 지금까지 미네랄을 설명한 내용과 부분적으로 겹치는 점이 있으니 양해 바란다.

다시 말하지만, 인체에 좋은 영향을 주는 물은 기본적으로 알칼리성(약알칼리성 포함)의 물이다. 지금까지 설명해 온 대로 물을 마신다면 내추럴 미네랄워터를 추천한다. 수돗물로 생명 유지는 가능하지만, 물에서 건강을 추구한다면 별로 권장하지 않는다.

그런데 인위적으로 손을 댄 알칼리 이온수 같은 물이 페트병에 담겨서 혹은 알칼리 이온수 생성기가 판매되고 있다. 일단 후생노동성에서는 이것들을 인가하고 있지만, 실제로 의학적으로 효과가 있는지의 여부에 대해서는 명확한 답이 없고 인터넷상에서도 찬반 양론이 존재한다.

대기업 제조회사에서 제대로 된 위생관리를 통해 제조된다면 인위적으로 손을 댄 알칼리 이온수라도 나쁘지 않다고 생각할 수 있다. 중요한 것은 천연이든 인위적이든 알칼리성 물이라는 점이다.

산성과 알칼리성을 똑같이 섞으면 중화되어 중성이 되는 것은 학교 과학 시간에 배웠을 것이다. 그 원리는 인간의 몸에도 똑같이 적용된다. 사람이 노화한다는 것은 몸이 산화되어 간다는 의미다. 몸이 산화한다면 거기에 알칼리성 성분을 주면 중성이 된다. 산화의 반대말은 환원이다. 이것도 과학 시간에 배우지 않았는가? 이것이 인체의 노화(산화)를 막는 환원작용이다. 즉 알칼리성 물은 환원력을 지니고 있다는 뜻이다.

그런데 우리 몸에는 이물질이 들어오면 활성산소를 발생시켜서 그 강력한 산화력으로 살균하는 기능이 있다. 이것이 면역 기능으로 발생하는 활성산소의 작용이다. 그러나 이 작용은 매우 강하기 때문에 대량으로 활성산소가 발생하면 세포 내의 유전자를 손상시킬 수 있다. 이처럼 유전자가 손상되어 노화가 진행되고 당뇨병, 고혈압, 동맥경화 등의 생활 습관병이 일어나는 한편, 손상된 부분이 악성종양으로 변해서 암으로 진행되기도 한다.

인간의 면역력은 태곳적부터 변하지 않았다고 한다. 단지 현대에는 옛날에 없었던 물질이 자꾸 몸에 들어온다. 예를 들어 배기가

스 등 화학적으로 오염된 공기, 담배 연기, 첨가물, 소독된 수돗물도 옛날에는 없었던 것이다. 이렇게 현대에 생긴 이물질에 대해서도 인간의 면역력이 작용하기 때문에 과거에는 상상할 수 없을 만큼 과도하고 만성적으로 활성산소가 발생하게 된다. 그로 인해 생활 습관병이나 암이 증가하고 있다고 면역학 측면에서는 추측할 수 있다.

그 말은 현시대에서 건강하게 살아가려면 몸속의 활성산소를 줄여 산화하는 몸을 환원해 나가면 된다는 도식이 이론상 성립된다. 거기에 필요한 것이 환원력, 즉 항산화작용을 하는 음식이나 음료를 먹는 일이다. 그중 하나가 바로 알칼리성 내추럴 미네랄워터다.

현대 문명에서 증가하고 있는 인체 최악의 물질, 활성산소를 제거하는 것은 대표적으로 다음과 같다.

- 피토케미칼: 폴리페놀, 카로티노이드(carotenoid) 등 주로 식물에 있는 영양소의 일종이다.
- 프로폴리스: 꿀벌이 둥지를 틀기 위해 수액 등에서 모은 수지제 혼합물이다.
- 영양제: 항산화작용을 하는 비타민C, 비타민E 등.
- 타액: 음식을 잘 씹어 먹으면 나오는 타액에는 항산화작용이 있다.

그리고 또 하나가 항산화작용이 있는 알칼리성 물이다.

사람의 몸에서 영양소와 수분을 흡수하는 곳은 몇 군데 있지만, 그 대부분은 소장이 담당하고 있다. 특히 물은 장에서 흡수된다. 다시 말해 그것을 흡수하는 장을 소중히 하는 것이 인간의 몸이 산화되는 것을 막기 위한 필수적인 대책이다.

만병의 근원이 되는 활성산소와 싸우려면 앞서 설명한 영양소와 알칼리성 물을 장에서 잘 흡수하게 해야 한다. 그것은 곧 몸의 면역력을 높이는 효과로 직결된다. 장내 플로라를 깨끗하게 안정시켜서 완벽한 상태로 영양분과 미네랄을 흡수하는 것이 활성산소를 쓰러뜨리는 최선의 수단임을 기억해두자.

알칼리성 물로 치매를 예방하자

● ● ●

약간의 건망증은 누구에게나 있지만, 고령화 사회를 맞이한 현재, 치매는 심각한 문제가 되고 있다. 그중에서도 가장 많은 부분을 차지하는 것이 알츠하이머형 치매다. 알츠하이머형 치매는 유전, 환경 문제, 생활 습관 등 여러 가지가 복잡하게 얽혀 있어 결정적인 원인을 특정하지 못한다. 원인을 모르기 때문에 치료할 수도 없는 난치성 질환이다. 전 세계에서 연구 중이라 "치료법을 발견했다."

"이 약이 효과가 있을 것 같다."라는 이야기가 종종 화제에 오르지만, 엄밀히 말해서 아직 임상실험에서 성과를 거두지 못했다.

그러나 지금까지의 연구 성과를 통해 어느 정도 예방은 가능하다고 보고 있다. 그 근거 중 하나로 들 수 있는 것이, 뇌세포를 변성시키는 원인이 바로 활성산소라는 연구 성과이다. 치매에 걸린 뇌를 검사해보면 뇌에 검은 얼룩 같은 것이 발견된다. 이는 지질이 산화되어 생기는 아밀로이드베타(amyloid-β)이며, 그곳에서부터 뇌의 노화(산화)가 진행되어 뇌 내의 전달기능, 기억기능을 쇠퇴시켜 결과적으로 머리가 흐릿하게 되는 것이다.

그런데 머리를 사용하는 작업을 하기 전에 물을 3컵 마시면 뇌의 반응이 빨라지고, 1컵으로도 집중력과 기억력이 높아진다는 것이 연구에서 증명되고 있다. 이를 통해 물의 힘이 뇌에 영향을 주는 것을 알 수 있다. 그렇다면 활성산소를 억제하는 힘(환원력)이 알칼리성 물에 있기 때문에 알츠하이머에 일정 효과가 나타날 것이라고 관련지어 생각할 수 있다. 그러니 알츠하이머형 치매를 예방할 수 있는 알칼리성 물을 적극적으로 마시도록 하자.

일률적으로 나쁘다고 말할 수 없는 수소수

· · ·

최근 주목을 수소수라는 물이 주목을 받고 있다. 미용에 좋다는 식의 과대광고로 활성수소수가 문제가 된 적도 있었다. 이것은 수소 이온을 인공적으로 물에 녹인 것인데, 이런 활성수소수에 관해서는 의학적으로 밝혀진 바가 전혀 없다. 그 때문에 일본에서는 공정거래 위원회가 경고를 내렸다.

그것과는 별개로 수소분자(H_2)를 물에 녹인 수소분자수라는 수소수가 있다. 이것도 효과가 불분명한 부분이 커서 엄밀한 의미에서는 인체에 유효하다고 할 수 없다. 다만 수소분자수에 관해서는 적게나마 증거가 나오고 있는 몇 가지 실험이 있다.

하나는 당뇨병 환자에게 하루 900ml의 수소수를 8주 동안 계속 먹인 결과 지질과 당질의 대사에 좋은 영향이 있었다는 연구다. 당뇨병 치료에서 인슐린의 대용이 될 가능성이 있다는 실험이었다. 또한 수소수 투여를 통해 뇌에 고여 있던 활성산소를 감소시켰다는 쥐 실험도 있었다. 그리고 쥐의 스트레스를 줄여 기억력 감퇴를 반감시킨 실험도 성공했다고 한다. 그 실험에서는 뇌의 기억력을 담당하는 해마의 변성된 세포가 감소했다.

이런 실험을 통해 수소분자수는 당뇨병이나 동맥경화 등의 순환기계 질병의 치료, 나아가 알츠하이머형 치매를 개선하는 효과가 기대되고 있다. 앞으로 연구가 더욱 진행되면 새로운 발견과 질병 치료의 가능성이 확대될 것이다.

물, 차, 술과 무서운 탈수증상 이야기

● ● ●

인간의 몸은 대부분 물이 차지하고 있기 때문에 물이 부족하면 몸을 유지하는 것이 어려워진다. 일반적으로 생명을 유지하기 위해 필요한 물의 양은 하루에 1kg당 0.04L라고 한다. 즉 체중이 60kg인 사람은 2.4L, 70킬로의 사람은 2.8L의 물을 보충할 필요가 있다. 물론 물 없이도 2~3일은 살 수 있지만, 그건 이미 생사를 넘나드는 수준의 이야기다. 일상생활을 하는 데에 필요한 수분량이 바로 앞의 수치다.

그러나 이것은 물만이 아니라 채소와 과일, 식사 때 먹는 국물 등 모든 음식에 포함된 수분량을 말한다. 게다가 음식이 분해되어 에너지로 바뀔 때 H_2O가 발생하는 경우도 있으므로 앞서 언급한 물의 양을 실제로 마실 필요는 없다. 실제 마셔야 할 물의 양은 하루에 약 1.5~2L라고 한다.

35도 이상의 무더위도 당연해지고 있는 최근의 강렬한 여름은 지금까지 경험하지 못했던 양의 땀을 흘리게 만든다. 그러면 열이 몸에 고이고 수분의 손실이 심해져 열사병이 일어난다. 이를 방지하기 위해서는 물을 보충해야 한다.

그런데 "수분을 제대로 보충하고 있었는데 탈수증상이 생겼다."라고 하는 환자가 많다. 특히 고령자에게 많이 일어나는데, 이런 사람들의 이야기를 들어보니 그 이유를 알 듯했다. 모두 여름에 수분 보충이 중요하다는 것은 충분히 알고 있다. 그래서 아침, 점심, 저녁 꼬박꼬박 수분을 보충하고 있었다. 그럼 무엇이 잘못된 것일까? 특히 아침의 수분 보충과 관련되는데, 그 원인은 바로 차에 있었다.

아침에 차를 마시는 습관이 있는 사람이 많았던 것이다. 젊은 사람도 여름에 차가운 차를 마시는 일이 자주 있다. 그런데 차는 수분 섭취를 하기에는 흡수가 느리다. 장에서 빠르게 흡수되는 물은 스포츠 음료다. 지금까지 내추럴 미네랄워터를 추천했지만, 이러한 물도 흡수 시간을 생각하자면 결코 빠르지 않다. 그리고 차는 한층 더 흡수가 느리다.

그래서 아침에 충분히 차를 마셨다고 해도 그것은 위장에 머무는 시간이 길고 배에서 출렁출렁한 채로 흡수되지 않는다. 그러는 사이에 몸에서는 수분이 배출되기 때문에 탈수증상이 나타난다는 말이다.

흔히 목이 마를 때는 이미 늦었다고 한다. 몸이 물을 원하는 단계에서는 이미 탈수증상 직전까지 와 있어서 그때 흡수가 잘 안 되는 수분을 마시면 탈수를 극복하기에 늦었다는 의미다. 그럴 때는 스포츠 음료를 마셔서 가능한 한 빨리 몸에 물을 흡수시켜야 한다.

또 한 가지 문제가 있다. 많은 차가 그렇지만 카페인을 함유하고 있다는 점이다. 우리는 카페인이라고 하면 커피나 콜라 등을 떠올리지만, 일반적으로 녹차나 홍차에도 다량의 카페인이 들어 있다. 카페인에는 이뇨작용이 있어서 많이 마시면 그만큼 화장실에 가고 싶어진다. 애써 물을 보충하고 있어도 그 이상으로 배출을 촉구하는 것이다. 그래서 몸의 수분이 불필요하게 빠져 탈수증상을 일으키기 쉬워진다.

다만 차의 종류에 따라 예외는 있다. 카페인이 들어 있지 않은 보리차, 두충차, 허브티 등은 이뇨작용이 없다. 오히려 보리차에는 미네랄 성분이 많아 컨디션을 조절해준다는 이점이 있다. 예전부터 여름하면 보리차가 정석이었다. 아무 근거도 없이 마시던 것이 아니라 그 나름대로 확실한 이유가 있었다. 옛날 사람들은 과학적인 지식이 없어도 경험을 통해 여름철 수분 보충에 보리차가 최고라는 점을 간파했던 것이다. 일상적으로 차, 홍차, 커피를 많이 마시는 사람은 의식적으로 보리차 등을 마셔서 수분 보충에 신경 쓰는 편이 좋다.

그러면 술은 탈수증상이라는 관점에서 봤을 때 어떨까? 알코올에는 혈관을 확장하는 기능이 있어서 술을 마시면 혈액순환이 빨라진다. 그 결과 신장의 혈액순환을 늘려 소변이 증가한다. 이는 알코올에 이뇨작용이 있음을 의미한다. 술을 과하게 마신 다음 날 아침에 목이 심하게 마른 것은 그 때문이다.

예를 들어 맥주를 1,000ml 마신 경우 1,100~1,200ml의 소변이 배출되므로 총 100~200ml의 수분이 밖으로 나온다. 알코올을 과음하면 그 이상으로 소변이 나와서 탈수 상태가 된다.

더운 날씨에 술을 마시면 필요 이상으로 땀을 흘리며 음주를 하게 되므로 땀을 제외하고 피부에서 증발하는 수분까지 더하면 서늘한 곳에서 마시는 것 이상의 탈수가 일어난다. 열대야에 밖에서 술을 마시거나 한여름에 고깃집에서 술을 마시는 일은 땀에 의해 신진대사를 촉진할 수도 있지만, 그 이상으로 탈수증상이 잘 일어난다.

또한 만취해서 귀가한 뒤에 그대로 잠이 든다면 식은땀을 많이 흘려 무의식적으로 탈수증상을 초래할 가능성이 커진다. 만취 상태가 되지 않는 것이 최선이지만 잠자리에 들기 전에는 적어도 한두 잔의 물을 마셔서 몸에 수분을 보충해야 한다. 또한 머리맡에 물병을 놓아두고 언제든지 물을 마실 수 있도록 해두는 것도 좋다.

스포츠 음료는 신중히 골라 마시자

● ● ●

스포츠 음료와 경구보수액은 나트륨, 칼슘, 크롤 등의 전해질을 빠르게 보충할 수 있다. 스포츠 음료는 두 가지로 분류된다.

- 아이소토닉(isotonic)

  일명 등장액. 안정적인 상태에 있는 사람의 체액과 같은 농도의 음료이다.

- 하이포토닉(hypotonic)

  일명 저장액. 운동 후 땀이 나고 체액이 옅어진 상태에 적합한 음료이다.

농도가 다른 두 종류의 액체가 막을 사이에 두고 나란히 있을 때 서로 균등한 농도가 되려고 묽은 액체가 진한 액체 쪽으로 이동하는 성질이 있다. 이때 발생하는 압력을 삼투압이라고 한다. 인간의 수분 흡수는 삼투압이 낮은 물이 장에서 다양한 세포로 이동함으로 수분을 체내에 흡수하고 있다.

알기 쉬운 예를 들자면 오이절임이 있다. 오이는 대부분 수분으로 이루어진 채소다. 오이를 소금에 절이면 삼투압이 낮은 오이의 수분이 삼투압이 높은 소금물 쪽으로 흘러 서로 균등한 농도가 되려고 염분이 오이에 흡수된다. 이것으로 맛있는 오이절임이 완성된다. 이 원리가 인간의 몸에서도 일어나고 있다.

앞서 언급한 탈수증상에는 종류가 있다.

- 등장성 탈수

  세포 내에서 세포 외로 물의 이동은 없지만 세포외액량이 감소하는 상태의 탈수. 나트륨 이온 농도는 변하지 않는다.

- 저장성 탈수

  부족한 수분이 다른 세포에서 보충되어 전체의 나트륨 농도가 낮아진(희석) 상태의 탈수. 저나트륨혈증 등이 나타난다.

- 고장성 탈수

  대량의 수분이 배출되어 다른 세포로부터 수분 보충이 따라가지 못해 나트륨 농도가 높아진 상태. 고나트륨혈증 등이 나타난다.

탈수증상이 심할 때 물만 마시면 어떻게 될까? 우선 갈증은 가라앉겠지만, 몸에 들어간 물의 흡수는 그다지 빠르지 않다. 물에는 나트륨 등이 포함되어 있지 않기 때문에 저장성 탈수의 경우 혈중 나트륨 농도가 옅어져 전신의 나른함, 구역질, 나아가 경련 등을 일으킬 수 있다(희석성 저나트륨혈증).

마라토너는 소금사탕이나 식염 등을 중간에 자주 보충한다. 땀을 흘리고 있을 때 염분 섭취는 매우 중요하다. 수분만 섭취해서 염분이 부족해지는 저나트륨혈증이 우려되기 때문이다.

다만 염분만 지나치게 섭취하면 수분과 전해질의 균형이 무너진다. 이것은 오히려 탈수증상을 일으키기 쉬운 상태가 된다. 이때 중요한 것이 앞서 언급한 하이포토닉 음료다. 하이포토닉 음료는 삼투압이 낮은 저장액이므로 마시면 사람의 체액보다 묽기 때문에 곧바로 세

장에서 수분을 흡수하는 구조(삼투압)

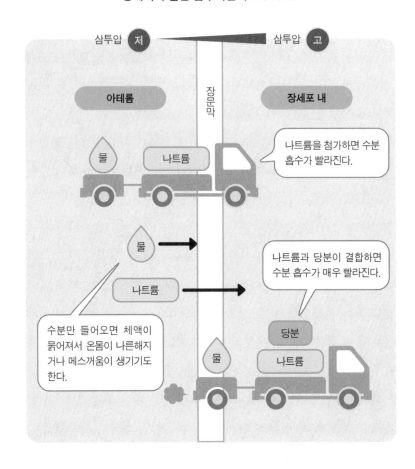

두 가지 농도의 액체가 막을 사이에 두고 나란히 있을 때, 묽은 액체가 진한 액체 쪽으로 이동해 균등한 농도가 되려고 한다. 이때 발생하는 압력을 삼투압이라고 한다. 스포츠 음료에는 나트륨과 당분, 두 가지 농도가 삼투압에 관여한다. 이 농도가 낮고 삼투압이 낮으면 장을 통한 수분의 흡수가 원활히 진행된다.

포에 흡수된다. 더울 때나 운동 후에는 물론, 열사병이나 탈수증상으로 쓰러지는 긴급 상황에서는 하이포토닉 음료를 먹인다. 이를 통해 수분의 흡수를 빠르게 할 수 있어 탈수증상과 열사병을 신속하게 해소하도록 도와준다.

스포츠 음료를 고를 때 주의할 것이 있다. 바로 당분의 양이다. 수분을 장에서 몸속으로 흡수하려면 물만이 아니라 염분과 함께 당분(포도당)이 있어야 한다. 포도당은 장의 수분 흡수를 보조하는 기능이 있다. 다만 당분이 지나치게 많으면 반대로 삼투압이 높아지기 때문에 수분 흡수를 방해하게 된다.

보통 스포츠 음료의 당분 농도는 2.5~8% 정도로 빠르게 수분을 흡수하도록 만들어져 있다. 단 이것은 운동 등으로 땀을 흘렸을 때 유효한 것이다. 최근 수분 공급이 필요하다고 해서 등교하는 아이들이 물병을 챙기는 일이 많은데, 문제는 그 내용물이다.

보리차나 물이라면 별 문제가 없지만, 등교하는 데에 스포츠 음료를 주는 것은 문제다. 불필요하게 수분 흡수가 빠른데다가 당분 섭취로 혈당치가 높아져 몸에 악영향을 줄 수 있다. 운동하지 않아 땀을 흘리지 않을 땐 보리차, 물, 또는 스포츠 음료에서도 등장성이 높은 아이소토닉 음료 중에 당분이 적은 것을 마시는 편이 좋다.

참고로 시판하는 스포츠 음료는 역시 인공감미료와 많은 첨가물이 들어 있다. 그것을 마신다고 해서 반드시 병에 걸리는 것은 아니지만, 손쉽게 손에 넣을 수 있기 때문에 자주 마시고 싶어져서 당분

직접 만든 하이포토닉(경구보수액) 레시피

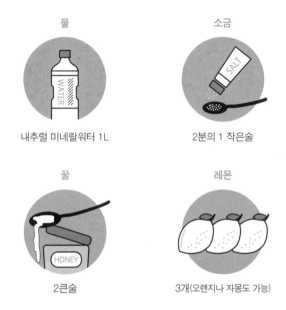

물

내추럴 미네랄워터 1L

소금

2분의 1 작은술

꿀

2큰술

레몬

3개(오렌지나 자몽도 가능)

이것을 전부 잘 섞은 뒤 레몬을 짜 넣어 완성!

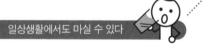

일상생활에서도 마실 수 있다

 ⚠️주의 오염된 꿀을 먹으면 보툴리누스증을 일으킬 수 있어 1세 미만의 유아는 꿀을 섭취해서는 안 된다. 그러니 유아에게 주지 않도록 하자.

이나 나트륨을 과잉 섭취할 가능성도 있다. 그래서 원료와 제조방법이 간단한 하이포토닉(경구보수액) 만드는 방법을 136쪽 그림과 같이 소개해 두었다.

술을 맛있게 즐기기 위한 물 마시는 규칙

• • •

여러분은 술을 마실 때 체이서로 마실 물을 함께 준비하는가? 술을 많이 마시고 안주를 먹는다고 할 때 테이블 위에 물을 준비하지 않는 경우도 많을 것이다. 다만 어느 정도 술을 마시고 있으면 물이 필요하다는 생각이 든다. 그것이 올바른 반응이다.

술을 마시고 화장실에 자주 갈 때는 가벼운 탈수증상이 나타나 본능적으로 물을 마시고 싶어진다. 그러니 음주 시에는 미리 체이서로 물을 준비해 두는 것이 좋다.

2장에서도 언급했지만 술에는 경수를 주로 사용한 서양 술과 연수를 사용한 사케가 있는데, 안주를 먹거나 식사를 할 때 경수로 만들어진 양식을 먹는다면 양주, 연수를 사용한 일식을 먹을 때는 사케를 마시는 것이 좋은 조합이다.

이와 마찬가지로 술과 함께 마시는 물도 양주를 마실 때는 경수, 사케를 마실 때는 연수를 마시는 편이 물끼리 상성이 좋고, 맛있게 마실 수 있다. 이를 참고로 해서 음주 시에 물을 보충해주면 만취하거나 숙취가 남는 일을 줄일 수 있다.

숙취는 알코올을 분해할 때 체내에 생기는 아세트알데히드라는 물질이 유해하기 때문에 메스꺼움, 두근거림, 혈관 확장 등의 불쾌한 증상을 일으키는 것인데, 물에는 해독작용이 있기 때문에 아세트알데히드를 몸 밖으로 배출해준다. 이번 장의 첫머리에서 설명한 물의 8가지 효과에서도 봤듯이 탈수를 막기 위한 수분 보충이나 술로 고조된 몸을 달래는 진정작용 등이 단 한 잔의 물로 가능하다.

술을 마실 기회가 있으면 먼저 술을 마시기 전에 물을 마시고 그다음 맥주 등의 알코올을 주문하자. 그와 동시에 체이서로 물을 준비하고 술과 함께 조금씩 마신다. 시음하는 술처럼 술을 마시고 나서 물을 마시면 입안에서 술맛을 없애주기 때문에 다음에 마시는 술이 신선하게 느껴진다. 또한 술을 리필할 때는 동시에 물도 리필한다. 술자리가 끝나고 귀가하면 자기 전에 꼭 물을 한 잔 마시자.

다음 날 만약 숙취가 있다면 역시 수분을 중점적으로 보충하자. 또한 속이 심하게 울렁거릴 때는 하이포토닉 스포츠 음료를 마시면 컨디션을 회복하는 데 도움이 될 것이다.

이렇게 물을 현명하게 마시는 일이 술을 맛있게 마시는 데에 도움이 된다는 점을 알아두자.

녹차의 카테킨은 암을 억제한다

•••

이어서 물에 관련된 차 이야기를 하겠다. 우리 세대에는 식사 후 한숨을 돌리는 데에 차가 제일이었다. 요즘 젊은이들은 찻잎을 찻 주전자에 넣고 뜨거운 물을 따라서 차를 우려내는 모습을 본 적은 있어도 스스로 해본 적은 별로 없을 것이다. 차는 페트병에 담겨 편 의점에서 파는 것이라고 생각할 수도 있다.

그것은 차치하고, 항암작용이 있는 것으로 녹차를 빼놓을 수 없 다. 녹차에는 카테킨(catechin)이라는 피토케미컬(phytochemical, 건 강에 좋은 영양을 주는 식물유래 영양소)이 들어 있다. 분류로는 레드 와 인과 같은 폴리페놀에 속하며 매우 강한 항산화작용이 있다. 피토 케미컬은 187쪽에서 자세히 설명하겠다.

게다가 카테킨은 농도가 높을수록 효과적이라고 알려져 있다. 떫은 차, 색이 진한 차는 그만큼 카테킨이 듬뿍 들어 있어 항산화작 용도 강하다. 페트병에도 진하다고 이름을 붙이는 차가 있지만, 역 시 직접 수고를 들이는 쪽이 향기와 농도를 마음대로 즐길 수 있다. 체지방을 줄이는 효과도 있기 때문에 다이어트에도 도움이 된다. 여성의 경우 남성에 비해 피하 지방이 많은데, 그 부분에도 효과를 발휘한다고 한다.

또한 카테킨은 세포가 어떤 영향으로 손상되어 암세포로 변하는 것을 억제하는 효과가 있다. 시즈오카 대학의 도미타 이사오(富田勳) 교수의 연구에 따르면, 손상된 세포가 변이해서 이상이 생기는 것을 방지하는 데에는 녹차가 효과적이고, 손상되어 이상이 생긴 세포가 암세포가 되는 것을 방지하는 데에는 녹차보다 반차(番茶, 일본에서 마시는 차의 일종, 다 큰 잎을 사용해 탄닌이 많고 카페인이 적다-역주)가 더 효과적이라고 한다.

그러나 차에 함유된 카테킨은 양이 그리 많지 않고, 흡수도 그리 좋지 않다. 카테킨의 흡수력을 높이려면 흡수를 보조하는 프로비타민A 성분이 많은 호박, 당근, 귤 등과 함께 차를 마시면 된다.

SUMMARY

○ 술의 바탕이 되는 물은 대부분 장에서 흡수된다.

○ 물은 음주를 하는 시점에서 봤을 때 탈수를 방지하는 수분 공급, 진정작용, 해독과 희석작용이 있다.

○ 수돗물은 염소가 강해 장내 세균을 죽이므로 마시면 장내 환경이 나빠진다.

○ 칼슘과 마그네슘 함량으로 경수와 연수를 나눈다.

○ 서양 술은 주로 경수가 원료이고 사케는 주로 연수로 만들어진다.

○ 경수와 연수에 따른 술의 질 차이는 안주 등 음식에 영향을 준다.

○ 술과 함께 마시는 물은 양주일 때는 경수, 사케일 때는 연수가 상성이 맞는다.

○ pH로 산성과 알칼리성 물을 나눈다. 장에 이로운 것은 약알칼리성 물이다.

○ 실리카, 나트륨 등의 미네랄은 체내에서 생성할 수 없기 때문에 물로 보충한다.

○ 알칼리성 물은 활성산소에 대한 항산화작용이 있다.

○ 술에 의한 탈수와 그 대책으로 적절한 스포츠 음료(하이포토닉)를 알아둔다.

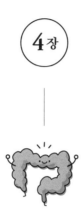

4장

안주를 잘 고르면 장에 이로운
술자리가 만들어진다

안주를 신경 쓰지 않는 것은
의학적으로 조금 위험한 상황이다.
술을 즐겁고 건강하게 마시려면
안주로 먹는 음식이 중요하다.

어째서 술에는 좋은 안주가 필요한가?

• • •

술을 좋아하는 사람이라면 한 번쯤 "아, 목마르다."라며 차가운 맥주를 벌컥벌컥 마시는 행동을 해본 적이 있을 것이다. 맥주 광고에서도 연예인들이 맥수를 단숨에 마신 뒤 "캬!" 하고 감탄하는 장면이 등장한다. 무더운 여름날이나 운동하고 땀을 흘린 후의 맥주 맛은 나 역시 잘 알고 있기 때문에 그 쾌감을 부정할 수는 없다.

빈속에 알코올을 단숨에 들이키면 알코올 도수가 그리 높지 않은 맥주라도 위장이 확 뜨거워지는 느낌이 든다. 뱃속이 텅 빈 상태에서 맥주가 들어왔으므로 위가 전력을 다해 그것을 흡수하려고 풀가동한 결과다. 싸울 상대가 맥주밖에 없기 때문에 알코올은 단번에 흡수되어 취기도 순식간에 오른다. 종종 "술만 있으면 안주는 필요 없다."라고 하는 사람도 있는데, 그런 사람은 상당히 술을 잘 마시거나 알코올 중독에 한없이 가까워진 사람일지도 모른다.

술이 들어가면 위와 장이 깨어나 연동 운동을 시작하고 음식을 원하게 된다. 프렌치 또는 이탈리안 레스토랑의 식전주는 이후에 먹는 식사를 즐기기 위한 준비운동으로 의미가 있다.

안주는 필요 없다고 하거나 신경 쓰지 않는 것은 의학적으로 조금 위험한 상황이다. 알코올이 위장을 직격하고 있기 때문에 점막을 거칠게 만들기 때문이다. 그러면 장내 플로라가 짓밟히는 것이나 마찬가지인 상

술과 안주를 고르는 방법과 먹는 순서가 중요하다

술을 마시기 전에 먹어두면 좋은 음식

양배추(양배추 초절임), 양파(양파 초절임, 양파 요거트), 치즈, 요구르트, 견과류 등

당질이 적고 GI 수치가 낮은 술을 중심으로 마신다

소주, 위스키 등의 증류주를 먼저 마신다. 그때 물이나 무당 탄산수를 섞는다.
양조주 중에서 레드 와인은 당질이 적고 GI 수치가 낮다.

GI 수치에 대해서는 180쪽 참조

삶은 풋콩 등의 콩 요리는
단백질도 풍부

식이섬유, 초무침

삶은 풋콩, 냉두부, 오이절임, 김치, 생양배추, 냉토마토, 양파 슬라이스, 우엉,
무샐러드, 콩나물 볶음, 해물 샐러드, 톳조림, 큰실말 초절임, 미역귀 초절임, 문
어 초절임, 고등어 초절임, 양배추 초절임 등

식초에 대해서는 230쪽 참조

단백질

닭고기 냉채, 소금으로 간한 닭꼬치(가슴살, 간, 연골, 모래집 등), 곱창(양, 염통, 천
엽 등), 달걀 요리(달걀말이, 반숙란 등), 참치회, 가다랑어 구이, 고등어와 꽁치 소
금구이 등

지질·탄수화물(당질)

라면에 대해서는 179쪽 참조

태가 된다. 술을 즐겁고 건강하게 마시려면 안주로 먹는 음식이 중요하다. 그래서 4장에서는 안주 이야기를 하고자 한다.

술을 마시면 살이 찌고, 건강을 잃게 된다고 생각할 수 있지만, 술과 함께 먹는 안주를 고르는 방법과 먹는 순서 및 양이 큰 영향을 미친다. 술을 마시고 살이 찌는 까닭은 대개 살찌는 안주를 많이 먹었기 때문이다. 안주와 술을 선택하는 방법과 먹는 순서는 앞의 그림에 정리했으니 참고하기 바란다.

뭐니 뭐니 해도 양배추는 장에게 최고의 친구

●●●

'왜 양배추?'라는 생각이 들었는가? 양배추는 안주가 되기도 하고, 술을 마시기 전의 준비 운동도 된다. 물론 위장에 이로운 성분이 많이 포함되어 있다. 그중 가장 주목하고 싶은 것이 식이섬유다.

식이섬유에는 셀룰로오스 같은 불용성 외에 수용성이 있다. 수용성 식이섬유는 장내 세균의 먹이가 되므로 유익균을 늘리는 효과가 있다. 한편 불용성 식이섬유는 소화가 잘 안 되고 위와 장 속을 천천히 통과하기 때문에 배가 잘 고프지 않아 다이어트에도 매우 적합하다.

수용성 식이섬유를 함유한 재료 는 많지만 양배추를 특히 추천한다. 술을 마시기 전에 양배추를 씹어서 먹고, 술을 마시면서도 먹으면 가장 효과적인 방법으로 식이섬유를 섭취할 수 있다.

양배추 100g 안에는 식이섬유가 약 2g 포함되어 있다. 일본인은 일상생활에서 14g의 식이섬유를 섭취하고 있다는 조사 결과도 있지만, 본래 필요한 것은 19~20g 정도로 평상시 식이섬유가 약간 부족하다. 그래서 의식적으로 양배추를 먹으면 식이섬유의 목표치를 달성할 수 있다. 내가 주장하는 방법은 식전 양배추라고 하는 것이다. 즉 음식을 먹기 전에 양배추를 먼저 먹어 두는 일이다. 양배추를 일정량 먹으면 포만감이 잘 느껴져 과식하지 않게 된다.

또한 양배추는 이소티오시아네이트(isothiocyanate)라는 피토케미컬을 함유하고 있다. 이것은 무즙과 같은 매운맛 성분으로 잘게 썰면 더 많이 나온다. 따라서 양배추는 채를 썰어 먹는 편이 이소티오시아네이트를 체내에 더 많이 받아들일 수 있다. 이소티오시아네이트는 발암을 억제하는 작용이 있는데다가 암세포를 죽이는 힘도 있다. 암 예방뿐만 아니라 암의 증식을 억제하는 효과도 기대할 수 있는 최강의 채소다. 양배추 특유의 성분인 캐비진(cabagin, 비타민 U)이 위산 분비를 억제해서 약해진 위 점막을 튼튼하게 해준다.

수용성 식이섬유의 대다수는 끓여도 국물에 녹아나오고, 불용성은 그대로 재료 안에 남아 있기 때문에 조리해서 먹어도 식이섬유를 충분히 섭취할 수 있다. 반면 이소티오시아네이트는 열에 약해 익히면 절반 이상이 파괴되므로 섭취한다면 생양배추가 최고다.

가능하다면 매끼, 최소 하루 한 번 채 썬 양배추 100g을 식사 전

최강의 식재료인 양배추의 대단한 효과

효과 1

양배추의 수용성 식이섬유는 유익균의 먹이가 되고 불용성 식이섬유는 위장을 천천히 통과해서 배고픔을 줄여준다. 그래서 식전 양배추를 추천한다. 씹는 맛이 있고 포만감을 주어 다이어트 효과도 있다.

효과 2

양배추 초절임을 먹으면 장에서 발효 및 분해가 이루어지며, 아세트산이나 낙산 등의 단쇄지방산이 생성된다. 단쇄지방산은 마른 체질을 만드는 데에 필요한 날씬균을 늘린다. 단쇄지방산이 감지되면 지방세포는 지방 흡수를 멈춘다. 게다가 단쇄지방산은 장에 들어가서 신경을 통해 뇌에 식욕을 삼가도록 지시하고 온몸의 대사를 활성화해서 지방이 연소되기 쉬운 몸으로 만든다고 한다. _{232쪽 참조}

효과 3

양배추는 이소티오시아네이트라는 피토케미컬을 함유하고 있다. 이소티오시아네이트는 암을 억제하는 작용과 암세포를 죽이는 작용을 한다. 양배추는 암 예방뿐 아니라 암의 증식을 억제하는 효과도 기대할 수 있다.

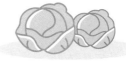

에 먹으면 유익균의 먹이로 장내 환경을 안정시키고, 포만감으로 다이어트 효과도 있어 건강한 생활을 할 수 있다.

양배추를 먹는 방법에는 여러 가지가 있다. 그대로 뜯어서 먹어도 되고, 채를 썰어 소금과 올리브오일 등을 뿌려서 생으로 먹을 수도 있다. 그중에서도 내가 추천하는 방식은 식초와 섞은 양배추 초절임이다. 매우 먹기 편하다.

대량의 양배추를 채 썰어 양배추 초절임을 만든 뒤 냉장고에 두면 오래 보존이 가능하다. 오늘은 생양배추, 다음 날은 양배추 초절임을 먹는 식으로 변화를 주면 질리지 않고 먹을 수 있다. 또 식초는 건강의 대명사 같은 재료로 양배추와 최강의 조합을 자랑한다. 식초에 대해서는 5장에서 자세하게 설명하겠다(230쪽 참조).

양배추는 쉽게 삼킬 수 없는 채소이기 때문에 꼭꼭 씹어 먹게 된다. 씹는 맛이 있는 음식은 씹는 행위만으로 중추 신경을 통해 포만감을 주어 필연적으로 먹는 음식량을 줄일 수 있다. 양배추가 다이어트 효과가 있는 것은 식사량이 감소하는 장점이 있기 때문이다.

장에서 추천하는 닭고기와 채소를 먹자

●●●

모두가 좋아하는 것, 그리고 술자리에서 주문하기 쉬운 안주가 바로 닭튀김이다. 튀김은 다량의 기름으로 튀긴 음식이므로 몸에 좋지 않다는 이미지가 있다. 확실히 튀김을 과식하면 불필요한 지방이 쌓이기 때문에 다이어트할 때는 금기시된다. 그러나 닭고기는 술안주로 매우 제격이다.

콩의 식물성 단백질도 우리 몸에 필요하지만, 동물성 단백질 또한 필요하다. 우리 몸은 나이가 들며 담백한 음식을 선호하게 되어 단백질이 부족하기 쉽다. 특히 부족한 것이 동물성 단백질이다.

동물성 단백질은 생선을 먹어도 섭취를 할 수 있다. 생선에는 몸을 만드는 데 효과적인 오메가3계 기름이 많이 들어 있기 때문에 가능하면 매일 어떤 형태로든 생선을 먹는 것이 좋겠지만, 그래도 동물성 콜레스테롤이 부족하다.

콜레스테롤은 너무 많아도 지질이상증 등의 질병을 일으키지만, 부족하면 몸을 유지하기 위한 호르몬을 생성하지 못해서 최악의 경우 죽음에 이른다. 이러한 콜레스테롤 부족은 현재 신형 영양실조라고도 불린다. 생선만으로는 콜레스테롤이 부족하다. 소고기, 돼지고기, 닭고기 등을 먹으면 동물성 단백질을 섭취하면서 동시에 콜레스테롤도 섭취할 수 있다는 점이 육식을 추천하는 중요한 이유다.

이런 이유로 고령이라도 일주일에 두 번은 스테이크나 햄버그 등 육류를 먹는 것이 건강 유지를 위해 필요하다. 소고기는 철분, 돼지고기는 비타민B1이 풍부하다. 닭고기는 지질이 적고 소화 흡수가 우수하다. 닭고기는 껍질을 제외하고 먹는 것을 추천한다. 우리의 몸을 만들고 유지하기 위해서도 고기를 먹어야 한다.

닭튀김은 양질의 단백질을 간편하게 먹을 수 있다. 닭튀김만 과하게 먹으면 지방이 과다 섭취되어 좋지 않으니 삶은 닭으로 만든 닭고기 냉채와 샐러드를 먹으면 좋다. 양질의 단백질과 채소를 먹으면 과음 후 숙취, 지질과 탄수화물의 과도한 섭취를 줄여준다.

고기에 대해 보충하자면, 간에는 뇌졸중이나 심근경색, 치매 등을 예방하는 데에 필요한 엽산이 많이 들어 있다. 모든 간은 엽산 수치가 높지만, 특히 닭의 간은 40g당 520㎍으로 소 간(400㎍), 돼지 간(324㎍)보다 많은 양의 엽산을 함유하고 있어, 닭구이를 먹는다면 간이 효과적이다. 또한 고기를 구워 먹을 때는 소 간에 소금을 뿌려 먹는 것을 적극 추천한다.

식물성 재료에도 엽산을 많이 함유한 것이 있다. 시금치, 방울양배추, 풋콩, 아보카도, 김, 그리고 녹차 등에 많이 들어 있다.

마른오징어, 말린 가오리 지느러미가
장과 뇌를 건강하게 한다

•••

요즘은 갸름한 얼굴에 턱 주위가 매끈한 사람이 미남미녀로 불리지만, 내가 보기에는 아무래도 씹는 힘이 약해 보인다. 실제로 최근 식재료는 부드러운 것, 자극이 적은 것이 증가하고 있다. 어린 시절부터 이렇게 부드럽고 먹기 편한 것을 선택해 왔다면 턱의 힘이 약한 채로 성인이 된다.

어릴 때부터 너무 청결하게 자라 잡균으로부터 보호되면 장내 세균의 발달이 방해를 받아 면역력이 약한 성인으로 성장하는 것처럼 부드럽고 자극이 적은 음식만 먹으면 턱의 힘이 약한 어른이 된다.

텔레비전 프로그램 등에서도 단단한 것을 씹는 것이 어떤 효과가 있는지 자주 다루고 있듯이 씹는 행위는 건강을 유지하기 위해 매우 중요하다. 야생 동물이 치아가 약해지면 죽음으로 직결되는 것과 마찬가지로 인간에게도 치아가 중요하다.

씹는 행위를 하면 입이나 턱의 자극이 대뇌로 전달되어 두뇌가 활발하게 움직인다. 예를 들어 기억을 관장하는 해마나 감정을 컨트롤하는 편도체 등이 활성화된다. 이로 인해 어린이는 기억력이 좋아지고, 고령자는 치매 등을 방지하는 효과가 있다.

또한 잘 씹으면 뇌의 만복 중추가 작용해서 과식을 방지할 수 있으며, 맛을 느끼는 감각도 길러진다. 씹으면 침이 많이 나오므로 위장의 소화를 돕는다. 게다가 타액에 의해 입안의 세균을 죽이고 충치나 치조농루 등을 방지하는 효과가 있다. 또한 타액에는 발암성 물질을 죽이거나 힘을 약하게 하는 효소가 포함되어 있다. 이처럼 딱딱한 것을 씹는 행위는 긍정적인 효과를 일으킨다. 그러니 식사 시에는 여러 번 꼭꼭 씹는 것을 의식하도록 하자.

딱딱한 음식은 사람의 몸을 건강하게 해준다. 그런 이유로 술자리에서 추천하고 싶은 안주는 마른오징어나 말린 가오리 지느러미다. 알다시피 이것은 매우 단단하기 때문에 여러 번 반복해서 씹어야 한다. 또, 씹으면 씹을수록 맛이 난다는 특징이 있다. 마른오징어를 씹을 때마다 뇌가 점점 젊어진다고 생각해도 좋을 것이다. 단단하다는 맥락에서는 육포도 같은 효과가 있다.

마른오징어의 재료인 오징어에는 바다의 성분인 나트륨, 칼륨, 아연, 마그네슘 등의 미네랄이 있으며 게다가 단백질과 비타민E군, 특히 세포에서 당질이나 지질을 분해해서 에너지를 만드는 기능을 보조하는 나이아신(niacin) 성분도 들어 있다. 게다가 혈액을 맑게 하는 효과와 피로 회복작용, 간 보호, 혈압 저하 등의 효능까지 있다. 다양한 영양소가 건조하고 딱딱해진 살에 농축되어 있는 것이다.

딱딱하다고 해서 멀리하지 말고 안주로 마른오징어나 말린 가오리 지느러미를 먹어보자. 씹으면 씹을수록 깊은 맛이 나고 위장의 소화를 도와주며 뇌도 건강해질 수 있다.

장은 끈적끈적한 것을 아주 좋아한다

• • •

장내 세균이 좋아하는 수용성 식이섬유를 섭취하는 최적의 재료는 많이 있지만 특히 추천하고 싶은 것은 낫토, 오크라, 미역귀, 참마, 멜로키아 등의 끈적끈적한 식재료다.

아침에 낫토를 먹는 사람도 많을 텐데 낫토는 영양소가 풍부한 식품이다. 대표적으로 골다공증이나 여성의 갱년기 장애를 예방하고 스트레스를 해소하는 이소플라본, 콜레스테롤이나 중성지방을 낮추는 레시틴(lecithin), 칼슘 흡수를 돕는 비타민K 등이 있다. 비타민K는 장내 세균으로도 합성되는 영양소로 동맥경화 등을 예방하는 효과가 있는데, 외부에서 섭취하면 기능이 더욱 활발해진다.

낫토에는 비타민E도 포함되어 있다. 이것은 인체의 노화(산화)를 진행하는 활성산소를 제거하는 항산화작용을 한다. 게다가 낫토에 있는 나토키나아제는 혈액을 맑게 하는 작용이 있기 때문에 혈관에 들어가 혈전을 녹여주고, 동맥경화에 의한 심근경색이나 뇌졸중 등을 막아준다.

멜로키아나 오크라 등의 끈적끈적한 성분에도 같은 기능이 있지만 싫어하는 사람도 많다. 가정에서 먹는다면 잘 썰어서 낫토에 섞으면 특유의 풋내와 맛이 낫토의 끈적끈적함과 냄새로 가려져 먹기 쉬워진다. 나는 낫토를 먹을 때는 낫토 이외에 끈적끈적한 식재료를 두 종류 정도 섞어 먹으려고 한다.

오크라와 낫토, 산마즙을 곁들인 참치회, 미역귀 초무침 등 낫토와 참마 등을 사용해서 여러 가지 안주를 만들 수 있다. 이런 음식은 술과 함께 먹으면 맛있는 안주가 되며 장내 점막에 작용해서 장내 세균에도 좋은 일거양득의 음식이라고 할 수 있다.

콩이 장에 미치는 좋은 영향

• • •

낫토는 콩으로 만드는데, 이러한 콩류에 들어 있는 영양소는 장내 세균의 균형을 유지하는 데에 매우 도움이 된다. 스트레스를 해소하는 이소플라본 외에도 식이섬유, 비타민, 미네랄 등이 풍부하다. 검은콩, 강낭콩, 병아리콩, 완두콩, 잠두콩 등 많은 콩류에 풍부한 영양소가 들어 있다.

콩류에는 장내 세균의 먹이가 되는 식이섬유가 풍부하다. 식이섬유 섭취량은 정신적 상태를 컨트롤하는 세로토닌 분비량을 좌우한다. 자살률은 식이섬유 섭취량과 반비례한다는 통계도 있다. 세로토닌에 대해서는 참치 관련 항목(162쪽)에서 자세히 설명하겠다.

이소플라본에 한해서 말하자면, 여성 호르몬의 균형을 조절하는 데에도 영향을 준다. 단 이소플라본을 과다하게 섭취하면 혈중 호르몬의 변동에 의해 자궁내막증 등의 질병을 일으킬 수 있다.

일본 내각부의 식품안전위원회에서는 이소플라본의 적절한 섭취량을 하루 75mg 정도로 보고 있으며 두부는 1모, 낫토는 2팩 정도에 해당한다. 그러나 평균적인 일본인의 식생활에서 이소플라본 섭취량은 30mg 정도로 압도적으로 적다. 그러니 의식적으로 낫토나 두부 같은 콩 제품을 먹도록 노력하자.

또 하나, 콩에 있는 단백질은 식물성 단백질로 고기나 달걀과는 종류가 다르다. 콩의 단백질은 중성지방을 억제하는 효과가 있다. 중성지방이 증가하면 HDL콜레스테롤, 이른바 좋은 콜레스테롤이 감소하고, 반대로 나쁜 LDL콜레스테롤이 증가한다. 나쁜 콜레스테롤은 활성산소와 결합하면 과산화지질이라는 물질로 변해서 뇌경색이나 심근경색 등 순환기계의 생활 습관병을 일으킬 수 있다. 이런 질병을 방지하기 위해 콩 단백질이 필요한 것이다.

콩 단백질에 있는 β-콘글리시닌(β-conglycinin)이라는 물질은 간에서 중성지방이 에너지가 되는 것을 촉진하므로 혈중 중성지방을 현저히 감소시킨다. 또 혈중 여분의 콜레스테롤을 체외로 배출해주는 작용도 있기 때문에 생활 습관병의 예방에 매우 도움이 된다.

그렇다면 술안주로 삶은 풋콩을 많이 먹으면 되겠다고 생각할지 모르지만 사실 그것은 그것대로 좋지 않다. 지금까지 한 말을 전부 뒤집는 것 같지만 애석하게도 사실이다.

삶은 풋콩에는 앞서 말한 것처럼 질 좋은 식물성 단백질이 많이 함유되어 있지만 삶을 때 많은 소금이 들어간다. 그렇게 해야 확실히 맛이 나기 때문이다. 소금만 먹으면서 사케를 마신다는 사람도 있을 정도로(물론 몸에는 좋지 않은 방법이다) 짠맛은 술에 잘 어울리지만 몸에 좋은 것은 아니다. 그러니 삶은 풋콩에 소금이 많이 사용된

콩의 다양한 효과

식이섬유

불용성 식이섬유가 풍부. 위에 길게 머무르며 포만감을 주기 때문에 과식이나 간식 섭취를 억제하는 효과도 있다.

콩 단백질

필수 아미노산을 균형 있게 함유하고 있다. 혈중 콜레스테롤 수치의 상승을 억제하고 동맥경화나 고혈압을 예방한다.

콩 올리고당

유익균의 먹이가 되어 장내 환경을 건강하게 유지한다. 다른 올리고당에 비해 소량으로도 비피더스균이 증가한다.

콩 사포닌

혈중 콜레스테롤 수치를 내리고 체지방을 연소시킨다. 장 기능을 활발하게 해서 변비를 해소하고 대장암을 억제한다.

콩 레시틴

세포를 활성화해서 노화를 방지하고 혈행을 촉진한다. 항산화작용이 강하며 비타민E의 흡수도 돕는다.

콩 이소플라본

여성 호르몬의 하나. 에스트로겐과 같은 작용을 한다. 갱년기 장애나 골다공증 예방에도 효과가 있다.

비타민, 미네랄

비타민B군, 비타민E를 많이 함유하고 있다. 칼슘, 철, 아연 등의 미네랄도 풍부하다.

콩에 들어 있는 단백질은 식물성 단백질로 고기와 달걀의 동물성 단백질과는 종류가 다르다. 콩 단백질은 중성지방을 억제하는 효과가 있다.

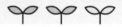

출처: 『名医が敎える世界一の「長寿食」』(藤田紘一郎著、宝島社)

다는 것을 알아두자.

삶은 풋콩을 조금씩 나눠 먹는 정도라면 상관없지만, 오로지 풋콩만 먹는 방법은 염분이 많다는 점에서 별로 추천할 수 없다. 풋콩은 조금 집어 먹는 정도로 하고, 나머지는 냉두부 등으로 같은 식물성 단백질을 보충하는 것이 술자리에서는 효과적이다.

발효 식품은 장의 강력한 조력자

• • •

낫토 이야기를 계속해보겠다. 낫토의 원료인 콩의 장점 외에도 낫토를 추천하는 이유가 있다. 바로 발효 식품이라는 점이다. 발효 식품은 낫토만이 아니라 요구르트, 된장, 식초, 누카즈케(쌀겨에 소금을 섞고 채소를 넣어 발효시킨 일본 음식-역주), 간장 등을 들 수 있다. 발효 식품에는 유산균이나 비피더스균이 포함되어 있다. 유산균은 불가리아균, 카제이균 등 여러 종류가 있다. 비피더스균의 장내 서식 수는 유산균의 100배~10,000배로 알려져 있다. 이들은 유익균의 대표주자라고 할 수 있다.

요구르트에 들은 유산균이나 비피더스균은 위산에 약해서 90%가 사멸해 장까지 도달하는 것은 불과 10% 정도다. 다만 위산으로 사멸한 균에도 혈압 강하작용이나 혈중 콜레스테롤을 낮추는 기능이 있다고 알려져 있어, 그것은 그것대로 도움이 된다.

살아서 장에 도달한 비피더스균은 장내에서 아세트산과 유산을 만들어 낸다. 그로 인해 유해균이 장내에 창궐하는 것을 방지한다. 또한 장의 상태를 개선하는 정장작용이 있기 때문에 변비, 설사 등의 체질을 개선하고 장운동을 정상적으로 해준다.

장의 내벽은 뮤신(mucin)층이라는 점막으로 덮여 있다. 이것은 참마의 미끈미끈한 성분과 거의 같다. 이 점막에는 장을 보호하는 역할이 있는데 유해 물질이 침투하면 그것이 장 점막에 붙어 장을 손상시키게 된다. 하지만 미리 유산균이나 비피더스균이 장에 도달하면 다른 유해물질이 들어와도 유산균 등으로 덮여 있기 때문에 붙지 못해서 결과적으로 장을 보호하게 된다. 유산균이나 비피더스균은 이렇게 장의 면역력을 높여 암이나 그 외의 감염증에 저항력을 길러준다.

술집에서 발효 식품을 주문한다면 예를 들어 해조류 초절임, 채소 요구르트 무침, 누카즈케, 된장국 등이 좋다. 또한 식전 양배추를 처음 먹을 때는 된장을 찍어 먹으면 먹기 쉽다. 그 외에 된장을 사용한 요리는 다양하므로 유산균으로 장내 세균을 활발하게 하려면 그런 발효 식품이 들어간 메뉴를 선택하는 것도 중요하다.

장에 좋은 해조류를 더 먹자

• • •

1장에서 서양인은 알코올에 강한 유전자를 가지고 있는 사람이 많기 때문에 술을 마셔도 큰 영향이 없다고 했다. 또, 사람의 체질은 민족에 따라 유전적으로 달라지므로 안타깝게도 서양인이 아닌 우리는 알코올에 강한 사람이 별로 없다고도 설명했다. 장내 세균도 대를 이어 오지만, 개개인의 생활환경에 따라 장내 플로라의 상태, 즉 장내 세균의 종류는 제각각이다. 다만 일본인의 일반적인 장내 플로라 상태는 전통적인 식생활에서 영향을 받아 서로 비슷한 것도 사실이다.

서양인과 비교했을 때 특히 일본인이 많이 가지고 있는 장내 세균이 있다. 미역, 김 등 해조류를 분해하는 유전자를 가진 장내 세균이다. 일본인의 80%가 그 장내 세균을 가지고 있음이 확인되었다.

일본은 섬나라로 태곳적부터 해산물을 많이 먹어 왔다. 도쿄도 오모리의 패총에서 조개껍데기 화석이 많이 나온 것을 봐도 알 수 있다. 북쪽으로 홋카이도에서 규슈, 오키나와까지 해산물은 빼놓을 수 없는 중요한 식재료로 이어져 왔다. 풍부한 해산물이 일본인의 식생활을 지탱해 온 것이다.

그래서 일본인이 해산물에 적응한 소화 능력을 갖게 된 것은 자연의 흐름이다. 서양에서 초밥이 인기 음식으로 자리 잡았지만, 그

들은 김초밥에 있는 김을 잘 소화시키지 못하는 것이 사실이다.

해조류에는 많은 미네랄이 들어 있다. 또한 장내 세균이 매우 좋아하는 수용성 식이섬유도 풍부하다. 미역에는 칼슘과 칼륨이 다량 함유되어 있어 비만 예방에도 도움이 된다. 다시마는 3분의 1이 식이섬유로, 머리카락과 손톱의 성분이 된다. 톳은 특히 말린 것에 들어 있는 칼슘량이 무려 우유의 12배다. 비타민A도 듬뿍 들어 있다. 식탁 위 단골 반찬 김은 바다의 콩이라고 불릴 정도로 풍부한 단백질이 전체의 40%를 차지해 튼튼한 몸을 만들어 준다.

한때 해조류를 이용한 다이어트가 유행했던 적이 있는데 한천도 우뭇가사리로 만든 식품이다. 성분으로 보면 0칼로리지만, 많은 일본인에게는 한천에서도 에너지를 얻을 수 있는 특수한 장내 세균이 있다. 그래서 한천다이어트는 쉽게 성공하지 못할지도 모른다.

술안주라면 톳 초절임, 미역 초절임, 어묵 다시마 말이, 해조류 샐러드, 톳 조림 등 해조류 메뉴를 선택하자. 장에 이로운 음주법 중 하나는 안주로 해조류를 먹는 것이다.

참치는 장을 통해 행복을 배달해주는 최고의 안주

● ● ●

앞에서 설명한 바와 같이 뇌와 장은 자율신경계나 액성인자(호르몬 등)를 통해 이어져 있다. 장과 내장기관에서 얻은 정보는 신경을 통해 대뇌에 전달된다. 장과 뇌는 불안이나 우울증 등의 감정변화를 직접 주고받으며 자율신경의 작용으로 호르몬을 분비해서 생명활동을 유지한다. 그런 생명 활동에서 정신적인 상태를 조절하는 호르몬이 바로 세로토닌이다. 세로토닌이 부족하면 화를 잘 내거나 감정의 컨트롤이 불안정해진다.

이 책에서 술을 마시는 커다란 장점 중 하나가 스트레스 해소라고 했는데 업무상 스트레스는 심해지면 몸과 마음의 균형이 무너져 우울증 등으로 이어진다. 나는 우울증의 원인이 장내 세균에도 있다고 생각한다. 특히 장에서 생성되는 세로토닌이 큰 영향을 준다. 장내 세균이 불균형하면 세로토닌은 생성·분비되지 않는다. 세로토닌은 뇌로 보내져 행복감을 높이고 집중력을 향상시킨다.

세로토닌은 단백질인 아미노산으로 이루어져 있으며 비타민 B6과 나이아신, 엽산 등의 비타민을 이용해 분해·생성된다. 즉 세로토닌을 부족하지 않게 하려면 세로토닌의 근본이 되는 영양소를 섭취하면 된다. 편리하게도 단백질과 비타민B6, 나이아신, 엽산 등이 모두 들어간 음식이 있다. 바로 참치의 붉은 살이다. 술집에는 참치를 이용한 다양한 메뉴가 있으니 골라서 먹어보자.

세로토닌이 많이 분비되면 감수성이 높아지고 행복감을 만들어낸다. 참치 외의 생선에도 세로토닌의 바탕이 되는 물질이 들어 있다. 핀란드에서 실시한 조사에 따르면 일주일에 두 번 이상 생선을

행복 호르몬 세로토닌과 도파민

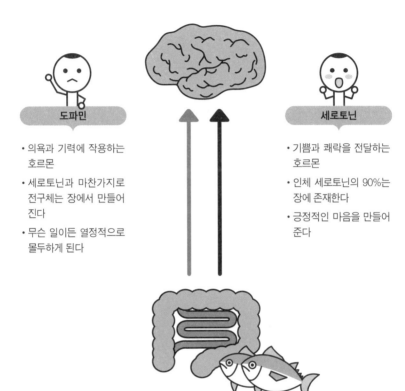

도파민

- 의욕과 기력에 작용하는 호르몬
- 세로토닌과 마찬가지로 전구체는 장에서 만들어 진다
- 무슨 일이든 열정적으로 몰두하게 된다

세로토닌

- 기쁨과 쾌락을 전달하는 호르몬
- 인체 세로토닌의 90%는 장에 존재한다
- 긍정적인 마음을 만들어 준다

세로토닌이 부족해지면 화를 잘 내거나 감정 조절이 불안정해진다. 세로토닌은 뇌로 보내져 행복감을 높여준다. 세로토닌은 단백질로 이루어져 있으며 비타민B6과 나이아신, 엽산 등의 비타민을 이용해서 분해·생성된다. 참치의 붉은 살은 그런 영양소를 모두 가지고 있다.

먹는 사람은 자살 충동이 줄어 자살 가능성이 낮아졌다고 한다. 참치는 장을 통해 행복을 배달해주는 최고의 안주라고 할 수 있다.

생선 안주로 혈액도 머릿속도 맑게

● ● ●

참치를 비롯해 고등어, 꽁치, 정어리 등 일명, 등 푸른 생선들의 지방에는 DHA(docosa hexaenoic acid)나 EPA(eicosapentaenoic acid)라는 성분이 함유되어 있다. 자세한 것은 나중에 기름의 분류(209쪽 참조)에서 설명하겠지만, DHA나 EPA는 온도가 낮은 해저에서도 굳지 않는, 즉 상온에서도 액체인 불포화지방산(특히 오메가3계 지방산)이며, 생선은 이 양질의 지방을 풍부하게 축적하고 있다. 이런 생선의 지방은 인간의 체내에 들어가도 굳지 않고 오히려 혈액을 맑게 해주며, 산소와 영양분을 뇌와 온몸에 원활하게 운반해준다.

흔히 생선을 먹으면 머리가 좋아진다고 하는데, 생선의 DHA가 뇌내에 증가하면서 뇌세포의 막이 유연해지고 두뇌의 정보 전달력이 빨라진다고 느껴지기 때문이다. 뇌가 활발하게 작용하면 기억력과 학습 능력도 올라가서 머리가 좋아진다고 알려진 것이다.

DHA는 참치 눈에서 젤라틴 형태의 부위에 많이 들어 있다. 일반적으로 영양학에서 권장하는 하루 DHA와 EPA의 섭취량은

1,600mg이다. 이 분량은 참치회 4~5조각, 방어회 6~7조각 정도다.

DHA, EPA와 같은 오메가3계 지방은 쉽게 산화된다. 생선에서 효과적으로 이러한 지방을 받아들이려면 생선회를 가장 추천한다. 또는 생식이 아니더라도 생선구이, 특히 참치구이 같은 메뉴가 있으면 적극적으로 주문하고 눈 부위에 가장 먼저 젓가락을 가져가 양질의 지질을 술자리에서 다른 사람에게 빼앗기지 않도록 하자.

정어리는 머리부터 먹는 것이 가장 좋다

●●●

등 푸른 생선에는 DHA와 EPA 등 오메가3계 지방산이 들어 있다고 설명했는데, 특히 주목해야 할 것은 정어리다. 정어리에는 생활습관병을 막아주는 효과가 있다.

그 전에 DHEA(dehydroepiandrosterone), 일명 장수 호르몬이라고 불리는 남성 호르몬을 설명하겠다. 이 호르몬은 부신이나 생식선을 통해 혈중에 분비되고 있다. DHEA는 단백질 동화작용으로 근육을 증강하고 몸의 연소 효율을 향상시킨다. 이를 통해 지방이 연소되어 에너지를 추출할 수 있고 살이 찌지 않게 해준다.

DHEA는 7세 정도부터 분비되어 성장과 함께 호르몬 양이 많아진다. 분비량의 절정은 몸이 완성되는 20대 무렵이고, 그때부터 나이를 먹으면서 분비량이 감소한다. DHEA는 지방세포에 작용하여 혈당치의 농도를 조절하고, 혈당치를 낮추는 인슐린을 분비하는 감수성을 조절해준다. 즉 당뇨병 예방에 도움이 된다.

여러 가지 DHEA에 대해 설명했지만, 정어리에 든 세렌이라는 물질에는 부신을 활성화하고 DHEA의 분비를 촉진하는 기능이 있다. 그래서 정어리를 먹으면 장에서 흡수해서 당뇨병 예방에도 도움이 되며 동맥경화나 암 예방에도 효과가 있다고 한다.

구운 정어리를 그대로 머리부터 먹으면 칼슘, 인, 비타민D 등 기타 영양소도 많이 섭취할 수 있다. 그래도 머리는 못 먹겠다는 이들에게 희소식을 알려주자면 더 먹기 편하면서도 쉽게 구할 수 있는 흰 생선으로 정어리나 멸치의 치어가 있다. 정어리 머리를 먹지 못하는 사람도 작은 멸치는 통째로 먹을 수 있을 것이다. 거기에 무즙을 얹어서 먹으면 깔끔한 안주로 먹기 좋다. 콩에 들어 있는 이소플라본도 DHEA를 분비하는 기능이 있다. DHEA를 먹기 위해 정어리, 낫토, 냉두부 등을 가장 먼저 주문해보면 어떨까?

여러 영양이 골고루 갖추어진 식재료, 우엉

● ● ●

식이섬유에는 수용성과 불용성이 있다고 양배추 부분(147쪽)에서 설명했다. 수용성 식이섬유는 장내 세균이 아주 좋아하는 음식으로 먹이가 된다. 그리고 소장에서 당질의 흡수를 더 완만하게 해준다. 또한 불용성 식이섬유는 장의 연동 운동을 타고 장내를 이동해서 장에 쌓인 다양한 불순물과 찌꺼기를 한 데 묶어 대변으로 배출하는 역할을 한다.

수용성 식이섬유에는 과일과 해조류 등이 있고, 불용성 식이섬유에는 버섯, 감자, 고구마, 콩 등이 있다. 이 두 가지 식이섬유를 모두 겸비한 훌륭한 식재료가 바로 우엉이다. 우엉은 식이섬유의 보고로, 두 가지 식이섬유를 거의 균등한 비율로 함유해서 우엉 2분의 1개로 하루에 필요한 식이섬유의 4분의 1이 공급된다. 게다가 우엉에는 강력한 항산화작용이 있는 피토케미컬 클로로겐산(chlorogenic acid)이 들어 있다. 클로로겐산은 폴리페놀의 일종으로, 몸을 노화시키는 활성산소를 퇴치해준다.

껍질을 벗긴 우엉을 물에 담그면 물이 자줏빛이 감도는 검은색으로 변색되는데, 그것은 클로로겐산이 물에 녹아내린 것이다. 따라서 효과적으로 클로로겐산을 섭취하려면 우엉을 조리할 때 너무 오랫동안 물에 담가두면 안 된다.

건강한 장내 세균을 키워 면역력을 높이려면 가급적 우엉은 진흙이 묻은 신선한 것을 사용하고, 흐르는 물에 수세미로 표면의 진흙과 껍질을 가볍게 긁어낸 뒤 음식에 사용하자.

또한 우엉에는 장내 세균을 키우는 데 도움이 되는 올리고당과 피로 회복·정력 증강에 효과가 있는 아르기닌이라는 아미노산의 일종이 들어 있다. 업무 피로와 스트레스 해소에도 매우 효과적이다.

우엉은 익히면 항산화 효과가 높아진다는 연구 결과도 있으므로 우엉조림이 가장 먹기 좋은 방법이다. 한 번에 많이 먹을 수 있기 때문이다. 고기, 두부, 어묵을 넣은 우엉 말이, 우엉 샐러드 등을 술 안주로 먹어도 좋다. 장에 이로운 우엉의 효과를 꼭 확인해보자.

제철 음식으로 장에 좋은 안주는?

• • •

새삼스럽게 말할 필요도 없지만, 모든 식재료에는 기본적으로 제철이라는 것이 있다. 예를 들어 더운 여름을 극복하는 데에 필요한 영양소와 미네랄은 여름에 제철을 맞는 식재료에 풍부히 들어 있다.

현재는 온실, 공장 재배, 해외 수입 등으로 제철 식재료라는 개념이 희박해지고 있다. 또 강렬한 여름 더위, 때 아닌 태풍과 수해, 폭설 등 연이은 극단적 기후 변화 탓에 계절감도 모호해지고 있는데 우리에게는 사계절이 있다는 사실을 다시 한 번 떠올려보자.

우리 체질과 식생활은 오랫동안 사계절에 좌우되며 축적되었기 때문에 그에 따라서 제철 음식을 받아들이는 식생활이 중요하다. 제철을 생각해서 메뉴를 고르는 방법을 계속해서 설명하겠다.

봄에는 산나물로 디톡스 효과를 얻자

●●●

인간도 동면하는 동물과 몸의 구조가 거의 동일하다. 추위를 극복하기 위해 가을부터 겨울에 걸쳐 지방을 많이 축적하고 봄이 되면 신진대사가 활발해져 체내에 쌓인 지방과 노폐물을 점점 배출하려고 한다. 이것이 인간을 비롯한 생물의 생태다.

그런 우리에게 봄철에 효과적인 식재료가 있다. 바로 산나물이다. 봄이 되면 머윗대, 두릅, 고사리, 미나리, 쇠뜨기, 청경채, 방울양배추 등이 제철을 맞이한다. 일본에서 설날에 죽으로 먹는 봄의 일곱 가지 나물은 거의 산나물 모임이다. 이것을 옛날부터 전통적으로 먹어 왔다는 것은 영양학을 몰라도 의미가 있었기 때문이다.

산나물은 대부분 먹으면 살짝 쓴맛이 난다. 이것은 알칼로이드(alkaloid)라는 독의 일종이다. 산나물의 식물성 알칼로이드는 이뇨작용을 높여 무거워진 몸을 말끔히 회복시켜준다. 많이 먹으면 혀가 저리거나 간 기능이 떨어져 몸에 악영향을 미치지만, 아주 조금만 그 쓴맛을 확인하듯이 먹으면 겨울용으로 비축형이었던 몸이 봄을 향해 새로운 활동을 개시하라는 신호가 된다.

봄에 조금씩만 맛을 보면 봄을 향해 체질을 변화시키는 스위치가 된다. 메뉴로 말하자면 고사리나 고비나물 무침, 머윗대나 두릅 튀김, 청경채나 죽순이 들어간 볶음 등이 제격이다.

여름의 무더위를 극복하기 위한 비타민B군

• • •

여름에는 기온이 오르고 습도도 높아지는데 언제부터인가 폭염을 넘은 강렬한 더위가 당연해지고 있다. 그럴 때는 뉴스에서도 열사병으로 생명의 위험할 수 있음을 호소하며 수분 보충을 부지런히 하라고 보도한다. 몸에 이상을 초래할 정도의 폭염은 지구 온난화가 원인일까? 그것은 확실하지 않지만, 어쨌든 여름철 컨디션 관리는 지금까지 해온 것 이상으로 주의해야 한다.

수분 보충의 중요성은 3장에서 자세히 설명했는데 여름 더위는 탈수증상 외에도 몸에 여러 가지 이상을 가져온다. 예를 들어 더위를 먹거나 피로가 쌓이는 일이다. 여름에는 일조시간이 길어지기 때문에 체내 시계에 따라 눈을 일찍 뜨게 되는데 밤에는 더위 때문에 잠들기 어렵다. 그러면 자연스럽게 수면이 부족해지고 낮에 강렬한 자외선을 받아서 무의식중에 몸에 피로가 축적된다. 또 실내와 전철 안에는 냉방이 강해서 외부와의 온도차가 심해지므로 자율신경이 흐트러져 대사를 어지럽힌다. 이로 인해 발생한 피로가 면역력을 떨어뜨려 더위를 먹거나 여름감기에 걸리는 증상을 유발한다.

이런 한여름에는 아주 차가운 맥주가 마시고 싶어지는 법이다. 목을 넘어가는 상쾌함을 참을 수 없다는 것은 나도 알고 있다. 하지만 그 때문에 위장이 급격히 차가워지면 소화의 리듬이 무너져 위장의 흡수력에 악영향을 준다.

　이럴 때 피로를 풀고 면역력을 높이는 데에 필요한 영양소가 바로 비타민B군이다. 비타민B군은 다양한 비타민B의 종류를 총칭하는 것이다. 주요 종류는 비타민B1, B2, B6, B12, 그밖에도 나이아신, 판토텐산, 비오틴, 콜린, 엽산 등 다수가 있다(173쪽 참조).

　비타민B1은 당질 대사를 촉진, 정신 안정 및 말초신경 등을 정상적으로 유지하는 기능과 피로 회복 효과가 있다. 비타민B2는 지질 대사 촉진 효과가 있어 피부와 모발 육성, 동맥경화 예방에 효과가 있다. 비타민B6도 피부와 모발, 치아의 성장에 효과가 있으며 단백질 대사를 촉진한다. 비타민B12는 신경세포 회복을 돕는 것 외에 엽산의 작용을 도와 저항력을 높이고 피로를 회복하는 기능이 있다. 이처럼 비타민B군은 다양한 기능을 할 뿐 아니라 면역력도 올려주므로 여름 더위 극복을 위한 중요한 영양소이다.

　비타민B1은 돼지고기 등심이나 살코기, 현미, 콩 등에, B2는 간, 장어, 달걀, 유제품 등에 들어 있다. 비타민B6과 B12는 가다랑어나 참치 등의 생선, 간에 있고, B12는 굴 등의 조개류에도 많이 함유되어 있다.

　안주로 생각하면 살짝 익힌 가다랑어, 참치회, 돼지고기와 콩나물 볶음, 굴 튀김, 치즈 등이 비타민B군을 섭취하는 데에 제격이다. 더운 여름에는 맥주나 찬 음식으로 몸을 식히는 경향이 있는데 면역력을 높이고 피로를 날려주는 메뉴도 빼놓지 말자.

비타민B군의 종류와 효과

영양소	효과
비타민B1	당질 대사를 돕는다. 피로 회복을 빠르게 한다.
비타민B2	지질 대사를 돕는다. 피로를 덜고 모발을 건강하게 유지한다.
비타민B6	단백질 대사를 돕는다. 피부나 모발, 치아의 성장에 효과가 있다. 중추신경의 기능을 정상적으로 유지한다.
비타민B12	신경세포의 수복을 돕는다. 엽산의 작용을 돕고, 피로를 해소한다. 적혈구 성분을 도와서 악성빈혈을 예방한다.
나이아신	당질, 지질, 단백질의 대사를 돕는다. 아세트알데히드를 분해해서 숙취를 예방, 완화한다.
판토텐산	당질이나 지질의 대사를 돕는다. 스트레스의 저항력을 높인다. 비타민C의 작용을 돕는다.
비오틴	피부와 모발을 건강하게 유지한다. 아토피성 피부염을 완화한다.
엽산	태아의 선천적 발육부진을 예방한다. 적혈구의 생성을 도와 악성빈혈을 예방한다.

· 비타민B군이 함유된 식품 ·

고기나 생선

소고기, 돼지고기, 닭고기, 달걀, 가다랑어, 바지락, 정어리, 참치, 꽁치 등

채소

콩나물, 파프리카, 멜로키아, 시금치, 부추, 브로콜리, 고추, 마늘, 파슬리 등

버섯, 곡물 등

새송이버섯, 잎새버섯, 참깨, 콩, 완두콩, 고구마, 견과류, 현미, 통밀가루, 김, 미역 등

가을은 장을 위해 버섯을 먹어야 하는 계절

●●●

지금은 버섯을 사계절 먹을 수 있지만, 사실 버섯은 가을에서 겨울 사이에 제철을 맞는 식재료다. 가을과 겨울의 건조한 날씨에는 감기나 인플루엔자 등 바이러스성 질병이 매년 유행한다. 이러한 바이러스에 지지 않는 몸을 만들려면 특히 그 계절에 면역력을 높일 필요가 있다. 가을, 겨울에 걸쳐 면역력 향상에 매우 효과가 있는 것은 버섯류에 포함된 β-글루칸(β-glucan)이라고 하는 성분이다.

버섯의 β-글루칸 성분은 자연계에서 가장 면역력을 높이는 물질로 알려져 있으며 장내 세균과 효모, 균류, 나아가 곰팡이 세포에까지 존재하고 있다. 세균과 공존하면서 오늘날까지 지내온 인간에게 β-글루칸은 큰 위력을 발휘하고 활발하게 반응하도록 되어 있다.

β-글루칸이 장내에 들어가면 면역세포는 외적의 침입으로 판단하여 면역력을 매우 강화한다. 이것이 모든 감기나 인플루엔자 바이러스, 나아가 암세포에까지 작용해서 퇴치해주는 것이다.

버섯에는 표고버섯, 팽이버섯, 송이버섯, 잎새버섯, 새송이버섯 등 다양한 종류가 있는데, β-글루칸은 모든 버섯에 들어 있으니 자신이 좋아하는 버섯을 골라 먹으면 된다. 버섯은 찌개, 밥, 볶음 등 술자리에 나오기 쉬운 식재료다. 또한 가을이 되면 조금 사치스럽게 송이버섯을 맛보는 것도 좋을 것이다. 꽃송이버섯은 항암 식재료로 주목받고 있다.

버섯은 당질과 지질 분해에 효과적인 비타민B군, 식이섬유, 연골 등의 성분이 되는 콘드로이틴(chondroitin) 등이 함유된 영양소의 보고다. 그러니 메뉴에서 버섯을 봤다면 꼭 주문해야 한다. 또한 술을 마신 후에 버섯 된장국을 먹으면 상쾌해지고 기분이 안정된다. 된장은 발효 식품이기 때문에 그 자체로 효과가 매우 크다. 버섯의 식이섬유는 수용성이므로 가급적 국물까지 마시는 편이 영양을 놓치지 않고 장으로 보낼 수 있다.

연말연시 모임에서 장의 피로를 치유하는 전골요리의 힘

• • •

겨울 술 모임에서는 전골요리가 자주 등장한다. 바깥의 추위를 뼛속부터 녹여주기 때문이다. 그것이 전골요리의 좋은 점이다. 전골요리는 일단 만드는 것이 간단하고 채소, 두부, 육류, 생선 등 재료와 양념을 바꾸어서 다양한 맛을 즐길 수 있다.

전골요리를 추천하는 가장 큰 이점은 다양한 채소와 고기, 생선 등의 단백질을 함께 먹을 수 있다는 것이다. 익힌 채소는 생채소에 비해 많이 먹을 수 있다. 수용성 식이섬유가 국물에 녹아있고 두부, 버섯, 우엉 등 추천한 모든 음식을 한 번에 섭취할 수 있다. 이렇게 영양소가 풍부하고 면역력을 높여 주는 음식은 달리 없을 것이다. 전골요리는 장수식이다. 맥주와 사케도 잘 어울린다.

생채소를 많이 먹는 것은 힘들지만 같은 양이라도 끓이면 아주 적어진다. 또 세포벽이 부드러워져서 세포를 쉽게 씹을 수 있으므로 낭비 없이 식물 유래의 피토케미컬(187쪽 참조)을 먹을 수 있다.

전골요리는 종류도 다양하다. 다양한 재료를 넣고 소금으로 간을 하는 전골요리도 좋지만, 된장찌개나 김치찌개처럼 발효 음식을 넣으면 유산균을 제대로 섭취할 수 있어 면역력을 더 높일 수 있다. 참고로 우리 집에서 자주 먹는 음식은 두유 전골이다. 두유는 콩이 원료이기 때문에 콩에 들은 영양소를 국물로 제대로 섭취할 수 있다.

콩에 함유된 이소플라본이라는 피토케미컬은 장내 세균에 의해 에쿠올(equol)이라는 성분으로 변하게 된다. 에쿠올은 골다공증을 방지하는 효과가 있으며 여성에게는 갱년기 장애 극복, 피부 미용, 남성에게는 전립선암을 방지하는 효과가 있다고 알려져 있다.

그런데 모든 사람에게 에쿠올을 만들어내는 장내 세균이 있는 것은 아니다. 가지고 있는 사람은 50% 이하라고도 한다. 다만 이소플라본 자체의 항산화작용이나 생활 습관병의 예방 효과는 확실하므로 에쿠올은 덤 같은 것이라고 생각하면 된다.

또한 전골요리의 소스는 무와 고추를 갈은 것, 유자 후추, 참깨 소스 등 다양한 맛으로 즐길 수 있다. 파, 생강, 무를 갈아 넣은 양념에는 다양한 해독작용을 하는 영양소가 들어 있기 때문에 장내의 불필요한 세균을 제거해주는 효과가 있다.

내가 여름에 전골요리를 먹는 이유는 외부와의 온도 차를 줄이기 위해서이기도 하다. 여름에는 냉방을 하기 때문에 저도 모르는 사이 몸속까지 차가워진다. 집 안팎을 오갈 때마다 일일이 체온이 조절되어 땀이 나왔다가 식기를 반복하기 때문에 자율신경도 점차 약해져 자칫 몸 상태가 나빠질 수 있다. 전골요리를 먹으면 몸이 안쪽부터 따뜻해진다. 이 작용이 피로가 쌓이기 쉬운 여름에 자율신경을 안정시키는 효과를 일으킨다.

전골요리에서 주의해야 할 점은 염분을 과도하게 섭취하는 일이다. 맛을 내기 위해 무심코 소금을 많이 넣거나 계속 끓이다 보면 국물이 졸아서 염분 농도가 높아질 수 있다. 생활 습관병에 대비하려면 염분을 과하게 섭취하는 것은 금물이다. 가급적 채소를 많이 먹고 마지막에 죽을 만들어 먹지 않도록 하자. 염분을 특히 피하고 싶은 경우에는 샤부샤부로 해서 간장에 찍어 먹는 것을 추천한다.

전골요리에 넣는 쑥갓은 초강력 채소

●●●

전골요리에 자주 넣는 채소 중 하나로 쑥갓이 있다. 국화잎을 닮고 특유의 쓴맛이 있는 녹황색 채소다. 생으로 먹는 것은 힘들지만, 전골요리에 넣어 끓이면 먹기 편하다. 쑥갓을 그냥 잎이라고 얕잡아 보지 말자. 쑥갓은 카로틴(carotene), 철분, 칼슘 등을 함유하고 있어서 활성산소를 제거하는 항산화작용이 매우 강하다. 게다가 고혈압 예방, 우울증이나 초조함의 해소, 피로 회복 등 모든 면에서 사람에게 유효해 훌륭한 식재료다.

쑥갓에는 비타민B군의 하나인 엽산이 풍부하게 들어 있다. 엽산은 세포나 적혈구를 만드는 기능을 한다. 쑥갓의 쓴맛은 페릴알데히드(l-perillaldehyde)라는 성분으로, 위액 분비를 촉진하고 식욕을 높여 위를 안정시키는 작용과 항균작용, 방부작용이 있다. 또 β-카로틴이 100g당 4,500µg 함유되어 있어 시금치나 소송채보다 훨씬 많고, 익히면 1,000µg만큼 증가한다고 알려져 있다. 게다가 α-피넨(α-pinene)이라는 영양소는 향기 성분으로 스트레스를 해소해서 편안함을 준다.

또 쑥갓에 들어 있는 녹색의 클로로필(chlorophyll) 성분은 콜레스테롤 수치를 낮추고 심근경색이나 뇌경색 등의 원인이 되는 혈전을 예방한다. 그리고 쑥갓의 항균작용과 해독작용은 간 기능을 돕기 때문에 과음한 후에 효과를 발휘한다. 그러니 술자리에서 전골요리에 쑥갓이 들어 있다면 재빨리 젓가락을 뻗어 먹도록 하자.

음주 후에 먹는 라면은 장에 좋을까? 나쁠까?

●●●

술을 많이 마신 후에는 아무래도 라면을 먹고 싶은 충동에 휩싸인다. 어딘가 공복감이 느껴지거나 기분상 라면으로 마무리를 하고 싶을 때 생각이 난다. 애초에 왜 술을 마신 후에 라면을 먹고 싶어지는 것일까? 거기에는 확실한 이유가 있다.

술을 마시고 있는 동안 간은 체내에 들어온 알코올을 분해한다. 이때 간은 체내의 당분을 소비하면서 간을 작동시킨다. 즉 술을 마실수록 당분이 점점 손실되는 것이다. 그래서 혈당치가 내려가기 때문에 공복감이 높아져 간다. 또한 알코올을 100ml를 섭취하면 120ml의 수분이 소변으로 배출되어 탈수가 발생한다는 것은 앞에서도 설명했는데, 소변과 함께 염분도 배출되기 때문에 염분이 부족해지기도 한다.

결국 당분, 수분, 염분이 모두 감소하기 때문에 공복감이 더해져 음식과 음료를 찾게 된다. 그럴 때 눈앞에 라면집 간판이 있으면 마음이 흔들리는 것은 정말 당연한 일이다. 그러나 라면은 염분이 높고 지방도 많다. 국물까지 싹 먹으면 살이 찌는 것도 당연하다. 만약 혈당치를 잘 조절할 수 있다면 가끔 라면을 즐길 수 있을 것이다. 이 이야기를 이어서 해보겠다.

일단 혈당 수치에 대해서 살펴보자. 사람은 식후에 혈당치가 올라간다. 그것은 몸의 구조상 어쩔 수 없는 일이다. 다만 식후에 혈당치가 급격하게 상승하면 혈관이 손상되어 혈전이 생기고, 심근경색이나 뇌경색 등을 일으킬 수 있다. 혈당치가 치솟는 순간을 혈당스파이크라고 한다.

혈당치가 올라가는 원인이 되는 것은 주로 탄수화물이다. 혈당치가 치솟는 것은 GI(glycemic index)라는 수치로 계측할 수 있다. 혈당치가 치솟기 쉬운, GI 수치가 높은 식품은 바게트빵, 식빵, 우동, 백미, 떡 등이다. 반면 GI 수치가 낮은 식품 중에서는 녹두당면이 월등히 낮으며, 그 외에 메밀국수, 잡곡, 현미 등이 있다. 182쪽의 그림에 나와 있듯이 사실 라면은 의외로 GI 수치가 50 정도로 낮다. (한국에서는 라면의 GI 수치를 73으로 표기하는 경우가 많다 - 역주)

그리고 또 하나 열쇠가 되는 것이 비타민B군의 설명에서 소개한 비타민B1(172쪽 참조)이다. 비타민B1은 당질 분해에 효과가 있었다. 이런 정보를 조합하면 어떻게 해야 할지 방법이 떠오르지 않는가? 라면의 당질을 분해하기 쉽도록(장이 흡수하기 쉽도록), 비타민B1을 포함한 콩 메뉴, 예를 들어 풋콩, 냉두부, 낫토 등의 식재료를 안주로 삼아 잘 보충해두는 것이다. 이렇게 하면 식후 라면도 조금 정도는 먹을 수 있다. 장에도 좋은 일이 될 것이다.

결론적으로 미리 콩 안주를 먹어둘 것, 가능하면 담백한 라면을 선택할 것, 그리고 국물을 전부 마시지 않도록 주의해야 한다. 마실 것이 필요하면 물을 듬뿍 마시자. 참고로 같은 면류라도 우동은 고

GI 식품으로 분류되어 있기 때문에 우동은 부적절하다.

또한 다음날 아침에는 전날 밤에 적게 먹었다고 해도 지방을 어느 정도 섭취했을 테니 가급적 현미밥에 해조류나 버섯류의 된장국, 김이나 달걀 같은 가벼운 아침식사를 하면 전날 밤에 먹은 라면의 영향을 생각보다 최소한으로 만들 수 있을 것이다. 그렇지만 혈당치가 원래 높은 사람은 아예 라면은 생각하지 말고, 술을 마시면 바로 귀가하는 것이 무난하다.

식품별 GI 수치 비교

고 고GI 식품은 당화 현상을 일으키는 힘이 강하다

93	바게트빵
91	식빵
85	우동
83	롤빵
81	백미
80	떡
77	팥밥
75	콘플레이크
75	케이크, 머핀
70	크로와상
65	파스타

GI 수치

58	호밀빵
55	피타빵
55	현미
55	잡곡
54	메밀국수
50	라면
50	통밀빵
45	올브랜(시리얼)
26	녹두당면

저 중~저GI 식품은 당화 현상을 일으키는 힘이 적다

GI 수치를 내리는 방법

• 식이섬유를 함유한 채소, 해조류, 버섯부터 먼저 먹으면 전체적인 GI 수치가 내려간다.
• 천천히 잘 씹어 먹으면 GI 수치가 내려간다.

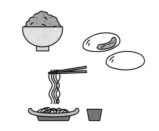

출처: 「図解 体がよみがえる「長寿食」」(藤田紘一郎著、三笠書房)

SUMMARY

○ 술로 살이 찌는 것은 안주 과식 때문일 수 있으니 잘 생각해서 고르자.

○ 술과 안주는 선택법과 순서가 중요하다. 식전, 식사 중에 그것을 의식한다.

○ 음주 전에는 양배추(양배추 초절임), 양파, 치즈, 견과류 등이 효과적이다.

○ 식사 중에는 일단 식이섬유, 채소나 해조류의 초절임을 먹는다. 다음으로 닭구이 등 단백질을 먹는다.

○ 양배추는 다이어트에 좋다. 양배추 초절임을 먹으면 한층 더 효과가 커진다.

○ 닭고기 등 양질의 동물성 단백질과 채소를 함께 먹는다.

○ 콩은 식이섬유나 비타민 등이 풍부하다. 콩 단백질에는 다이어트 효과도 있다.

○ 낫토 등 끈적끈적한 식재료가 효과적이다. 나토키나아제는 혈전을 녹여준다.

○ 낫토, 된장, 식초, 요구르트 등 발효 식품은 유산균으로 장내 환경을 돕는다.

○ 해조류는 식이섬유나 미네랄이 풍부하다. 참치의 붉은 살에는 세로토닌을 생성하는 영양소가 많다.

○ 등 푸른 생선은 DHA, EPA가 풍부하다. 영양이 좋은 우엉과 버섯에 주목하자.

○ 안주는 영양소가 가득한 제철 음식을 선택한다. 여러 가지 재료가 들어간 전골요리를 추천한다.

○ 술을 마신 뒤에 라면을 먹고 싶다면 비타민B군이 함유된 콩을 미리 먹어둔다.

장에 더 이로운
최고의 식사

장을 건강하게 하는 음식은
결국 우리가 기본적으로 먹는 식사다.
장내 환경을 안정시키고 면역력을 높이는 식사는
평범한 식사에서 찾을 수 있다.

장에 좋은 피토케미컬을
제철 채소로 섭취한다

● ● ●

　5장에서는 4장에서 소개하지 못한 채소, 과일, 고기, 요리에 사용하는 조미료와 기름, 영양소 등에 대해 설명하고자 한다. 또한 당질 제한으로 화제가 되고 있는 탄수화물에 대해서도 설명한다. 장에 좋은 음식에 대해 좀 더 알아주기를 바란다. 그러면 술을 더 즐겁고 건강하게 마실 수 있을 것이다.

　4장에서 제철 식재료를 소개했는데, 제철 음식은 활성산소를 줄이고 몸의 산화에 대비, 즉 노화에 대한 대비가 된다. 제철 생선이 영양 가득한 동물성 기름을 갖고 있는 것과 마찬가지로 계절 채소도 가령 여름에는 더위를 식혀 자기 자신을 지키는 데에 힘이 되는 영양소를 많이 모은다.

　식물은 이산화탄소를 흡수해서 산소를 발생시키는데 이때 산소가 활성산소로 변질되는 현상이 발생할 수 있다. 그것을 막기 위해 식물 자신이 스스로의 조직을 지키기 위한 항산화 물질로 피토케미컬이라는 물질을 만든다. 그것을 나누어 받는 것이 제철 채소를 제철 시기에 먹는다는 의미다.

　지금은 일 년 내내 다양한 채소를 얻을 수 있지만, 하우스나 공장 재배가 아닌 노지에서 재배한 채소는 피토케미컬의 양이 매우 많다. 그렇기 때문에 계절을 생각해서 채소를 먹는 것이 아주 중요하다.

피토케미컬은 식물의 색소, 향기, 쓴맛, 매운맛 등 채소의 특징이 강하게 나타나는 부분에 들어 있다. 색이 진하고 맛이 진하며 강한 향은 바로 피토케미컬 그 자체다. 세세하게 분류하면 피토케미컬만 만 가지 이상이라고 하며 아직 발견하지 못한 피토케미컬도 있다고 한다. 대표적으로 토마토의 리코펜(lycopene), 고추의 캡사이신(capsaicin), 양파의 플라보노이드(flavonoid), 시금치에 많은 클로로필, 블루베리의 안토시아닌(anthocyanin), 녹차의 카테킨 등이 있다. 텔레비전이나 잡지 등 어딘가에서 들어본 적이 있는 영양소가 하나는 있을 것이다.

피토케미컬은 장기적으로 유효한 것과 단기적으로 즉효성이 있는 것의 두 종류가 있다. 대략 채소의 색에 따라 빨간색, 주황색, 노란색, 초록색, 보라색, 검은색, 흰색의 7가지로 크게 나눌 수 있다. 식탁에 다채로운 채소 요리가 줄지어 있으면 피토케미컬을 균형 있게 많이 먹고 있다고 생각해도 된다.

7색 채소·과일의 효과

명칭	성분	주요 효과	많이 함유된 식품
빨간색	리코펜	암 예방, 동맥경화 예방, 자외선 대책, 알레르기 대책	토마토, 수박, 당근, 감
	캡사이신	암 예방, 동맥경화 예방, 좋은 콜레스테롤 증가	파프리카, 고추, 빨간 피망
주황색	프로비타민A	암 예방, 항산화작용, 콜레스테롤 조절	호박, 당근, 귤, 시금치
	제아잔틴	나이가 들면서 생기는 시력 저하 예방, 암 예방	파파야, 망고, 브로콜리, 시금치
노란색	플라보노이드	항산화작용, 고혈압 예방, 혈관벽 강화	양파, 시금치, 은행잎, 파슬리, 레몬, 감귤류
	루테인	나이가 들면서 생기는 시력 저하 예방, 암 예방, 동맥경화 예방, 폐기능 향상	옥수수, 호박, 브로콜리, 마리골드
초록색	클로로필	암 예방, 항산화작용, 콜레스테롤 조절, 탈취, 살균작용	새싹보리, 시금치, 멜로키아, 브로콜리
보라색	안토시아닌	나이가 들면서 생기는 시력 저하 예방, 고혈압 예방, 폐기능 보호	블루베리, 가지, 자색고구마, 적차조기, 적양배추
검은색	클로로겐산	암 예방, 혈압 조절, 혈당 조절, 다이어트 효과	우엉, 야콘, 감자, 바나나, 가지, 배
	카테킨	암 예방, 콜레스테롤 조절, 다이어트 효과	녹차, 감, 와인
흰색	이소티오시아네이트	암 예방, 항산화작용, 필로리균 대책, 콜레스테롤 조절, 혈액을 맑게 함	양배추, 무, 고추냉이, 브로콜리, 유채꽃 잎 등의 십자화과 채소
	황화알릴	암 예방, 항균 효과, 항산화 작용, 고혈압 예방, 혈액을 맑게 함	파, 양파, 마늘, 부추

출처: 『病気にならない魔法の7色野菜』(中村丁次(監)、法研)
《7색 채소 건강법》(나카무라 테이지 지음, 우제열 옮김, 넥서스BOOKS)

최강의 암 예방 식재료는 마늘

•••

암은 많은 사람과 관련된 질병이지만, 유전자성 암보다 생활 습관에서 유래하는 암이 압도적으로 많이 확인되고 있다. 담배를 많이 피우면 폐암에 걸린다, 햇볕을 많이 받으면 피부암이 생긴다, 술을 많이 마시면 간암에 걸린다는 등 여러 말이 있지만 반드시 그것들이 원인이라고 단정할 수 없다. 예를 들어 담배를 피우지 않는 사람이라도 폐암에 걸릴 수 있기 때문이다. 그러나 가장 큰 원인이 생활 습관인 것은 물론 알고 있다. 특히 스트레스나 식생활과 큰 관련이 있다고 생각한다.

미국의 국립암연구소가 암 억제 효과가 있는 채소를 연구한 바에 따르면 암을 예방하는 식재료 중 가장 효과가 있는 것은 바로 마늘이었다. 마늘은 갈거나 썰면 알리신(allicin)이라는 성분을 발생시킨다. 알리신에는 살균작용이 있고, 장내의 유해균을 억제하는 정장작용이 있으며, 신진대사 향상과 몸의 피로를 회복하는 효과가 있다고 알려져 있다. 마늘 냄새는 호불호가 갈리는데 사람에 따라서는 라면, 파스타, 볶음요리에 듬뿍 넣는 것을 좋아하는 사람도 많을 것이다. 한국에서는 기호에 따라 날것으로 먹기도 한다.

그러나 알리신의 살균작용은 매우 강해서 너무 많이 먹으면 유익균까지 죽이고, 장의 기능이 떨어져 심한 복통이 생긴다고 한다. 최근 화제가 된 이야기가 있는데, 라면에 다진 마늘을 수북하게 넣어서 먹고 그날 밤에 심한 복통을 일으켜 구급차에 실려 간 사람이 있다고 한다. 무슨 일이든 적정선을 생각하지 않고 과하게 실행하는 것은 문제가 있다.

마늘로 복통을 일으켰을 때 비피더스균 등을 섭취하면 효과가 있지만, 요구르트 등 우유 성분을 분해할 때 장내 세균이 사용되기 때문에 설사를 더욱 유발할 가능성도 크다. 그래서 섣불리 집에서 어떻게 하려고 하지 말고 전문의에게 진찰을 받는 편이 좋다. 마늘의 적정량은 하루 4g 정도로 마늘 한 조각이면 충분하다. 그 이상은 삼가자.

참고로 앞서 언급한 미국의 연구에 따르면 양배추, 콩, 생강에도 암을 억제하는 효과가 있다고 한다. 역시 양배추가 장내 세균을 키우기 위해 필요한 채소라는 것은 여기에서도 알 수 있다.

스트레스를 억제하는 빨간 파프리카의 비타민C

• • •

스트레스가 높아지면 심근경색이나 우울증, 당뇨병 등 다양한 질병으로 이어진다는 것은 여러 번 언급했지만, 스트레스 해소에 매우 효과적인 영양소가 있다. 바로 비타민C다.

우선 스트레스를 방지하는 효과가 있어 스트레스 호르몬이라고도 불리는 코르티솔에 대해 설명하겠다. 코르티솔은 부신피질에서 분비되는 호르몬이다. 스트레스를 받으면 뇌의 시상하부에서 뇌하수체를 거쳐 부신피질로 자극이 전달되어 스트레스를 억제하기 위해 코르티솔이 분비된다. 코르티솔은 체내의 혈당치를 일시적으로 올리는 효과가 있으며 그로 인해 스트레스를 경감시키는 작용이 있다. 사람은 긴장하면 그 스트레스를 억제하려고 코르티솔이 대량으로 분비된다고 알려져 있다. 다만 연이은 스트레스로 코르티솔이 과다하게 분비되면 뇌의 해마를 위축시키거나 우울증의 원인이 되기도 한다. 이것이 과도한 스트레스로 인해 우울증을 일으키는 원인 중 하나다.

한편 스트레스를 극복하고 기분을 좋게 하는 다른 호르몬도 분비된다. 그것은 행복 호르몬이라고도 불리는 도파민이다. 참치를 먹으면 행복해진다고 4장에서 언급했는데, 집중력을 높이거나 의욕이 생겨서 업무, 공부, 놀이 등의 능률이 높아지는 쾌락 계열의 호르몬이다. 보상을 받을 때의 기쁨과 비슷하기 때문에 이 신경전달회로를 보상회로라고도 부른다.

참고로 도파민이 과도하게 나오면 이번에는 도파민 의존증이 되어 도박 중독, 인터넷 중독, 알코올 중독 등 악영향을 미칠 수 있으므로 이를 억제하기 위해 마음을 진정시키는 세로토닌이라는 물질이 분비된다. 이렇게 다양한 호르몬이 여러 가지 조건에 의해 분비되어 몸과 마음의 균형이 맞춰진다.

코르티솔과 도파민의 생성과 관련되어 부신에 필요한 영양소가 비타민 C다. 비타민C라고 하면 레몬이 떠오를 것이다. 확실히 레몬에는 비타민C가 풍부하게 포함되어 있지만, 그렇다고 레몬을 덥석 깨물어 먹기는 힘들다.

그보다 더 효과적이고 먹기 좋은 식재료가 있다. 바로 빨간 파프리카다. 빨간 파프리카에 들어 있는 비타민C는 같은 분량의 레몬보다 약 1.7배 많다. 생으로도 먹을 수 있고 레몬처럼 얼굴을 찌푸릴 정도로 신맛이 나지도 않는다. 비타민C는 열에 약하고 물에 쉽게 녹지만 빨간 파프리카는 두께가 두꺼우므로 가열해도 불이 잘 통하지 않아 비타민C가 잘 파괴되지 않는 특징이 있다. 마음을 진정시키고 집중력을 높이려면 빨간 파프리카를 적극 추천한다. 가급적 그대로 슬라이스해서 샐러드로 먹는 것이 가장 좋다.

그 외에 비타민C가 풍부한 채소로는 노란 파프리카, 케일, 방울양배추, 비터멜론, 파슬리 등을 들 수 있다.

아보카도는 장이 젊어지는 숲속의 보물

● ● ●

건강하게 생활하려면 언제까지나 젊음을 유지하려는 마음과 노력이 필요하다. 지금까지도 항산화작용으로 노화를 피하는 식생활을 소개했다. 젊음을 유지하기 위해서는 장내를 젊게 유지하고 건전하고 아름다운 장내 플로라를 지속적으로 키워주는 것이 중요하다. 이를 통해 면역력을 높이고 안티에이징을 달성할 수 있다. 아무리 외형만을 어떻게든 하려고 해도 몸속부터 아름답게 변하지 않으면 노화를 면할 수는 없다.

이런 안티에이징에 좋은 식재료가 있다. 바로 숲속의 버터라고 불리는 아보카도다. 그 별칭처럼 아보카도는 과일 중에서는 지질이 매우 많고 1개에 260칼로리나 되는 매우 영양가 높은 음식이다. 칼로리만 보면 아보카도를 멀리하는 사람도 있을 수 있지만 그 성분을 보면 무시할 수가 없다.

일단 아보카도는 아주 강한 항산화작용이 있는 비타민E가 풍부하게 들어 있다. 그리고 비타민C도 많이 함유되어 있어 만병의 근원인 스트레스를 제거하는 효과가 있다. 또 세포를 서로 연결하는 단백질의 일종인 콜라겐을 만드는 데에 빼놓을 수 없다.

흔히 어떤 음식에 콜라겐이 함유되었다고 주장하는 경우가 있는데, 콜라겐은 체내에서 만들어지는 물질이며 외부에서 음식으로 섭취해도 결국은 단순한 단백질이기 때문에 보통 소화가 되면 끝이다. 물론 피부에 발라도 의미가 없다. 피부가 한순간 매끈해질 뿐 젊어지지 않는다.

아보카도는 이외에도 DNA 등의 핵산을 만드는 데에 필요한 비타민B군의 엽산, 부종을 해소하는 칼륨과 마그네슘, 뼈의 생성에 필요한 칼슘, 빈혈을 예방하는 철과 아연 등의 미네랄도 충분히 함유하고 있다. 게다가 올레산(oleic acid)과 리놀레산(linoleic acid) 등 불포화지방산도 풍부해서 나쁜 콜레스테롤을 퇴치하는 작용을 하므로 혈액도 맑아진다.

아보카도는 미용 효과만이 아니라 동맥경화나 고혈압 등의 생활 습관병도 예방할 수 있다. 물론 식이섬유도 충분히 포함되어 있다. 오히려 아보카도 없는 식생활은 생각할 수 없을 정도다. 이제는 숲속의 버터를 넘어 숲속의 보물이라 해도 될 것이다. 젊음을 유지하고 싶다면 꼭 아보카도에 주목하자.

포도농장이나 사과농장을 운영하는 사람이 장수하는 이유

● ● ●

조사 연도에 따라 약간의 변동은 있지만, 나가노 현은 평균 수명이 남녀 모두 길어서 장수 도시로 알려져 있다. 이전에 텔레비전에서 본 적이 있는데 나가노 현에서는 염분 농도를 의식해 된장국을 만드는 경우가 많다고 한다. 도시 차원에서 저염 대책을 실시하고 있기 때문에 고혈압 걱정은 없을지도 모른다.

이 장수 도시의 비밀에 대해서 준텐도 대학에서 노인제어 의학을 연구하는 시라사와 다쿠지(白澤卓二) 교수가 나가노 현의 다카야마 마을 주민을 대상으로 연구를 했다. 이 마을은 포도농장이나 사과 농장을 운영하는 농가가 많다.

조사 결과 가장 좋은 결과가 나온 것은 사과농장에서 일하는 여성이었다. 또 남성은 포도농장의 농가가 최고였다고 한다. 시골에서 살면서 스트레스를 많이 받지 않는다면 장수하기에 적합한 좋은 환경에서 살고 있는 셈이다. 또한 현지인들은 기본적으로 그 고장에서 나는 것을 소비하는 건강한 식생활을 보내고 있었다.

그래서 나는 포도나 사과의 효과가 이 땅의 장수인들에게 나타나는 것이 아닐까 싶었다. 포도에는 항산화작용을 하는 폴리페놀이 함유되어 있는데, 그 일종인 레스베라트롤이라는 강한 항산화 물질에는 유전자 수준에서 장수 유전자의 작용을 높이는 기능이 있다고 알려져 있다. 다카야마 마을 사람들이 장수하는 것은 그 덕분이 아닐까? 레스베라트롤은 포도 껍질에 많이 들어 있고 땅콩의 표면을 덮는 갈색의 얇은 껍질에도 들어 있다.

마찬가지로 사과도 강한 항산화작용이 있는 과일이다. 영국 웨일스 속담에 "하루 한 개의 사과는 의사를 멀리하게 해준다(An apple a day keeps the doctor away)."라는 말이 있을 정도다. 사과는 비타민C는 물론 비타민B의 일종인 나이아신, 식이섬유로 좋은 콜레스테롤을 늘리는 펙틴, 그리고 칼륨, 마그네슘, 인 등의 영양소가 들어 있다. 껍질에는 폴리페놀도 가득하다.

또한 사과 특유의 영양소로 피토케미컬의 일종인 케르세틴(quercetin)이 들어 있다. 케르세틴은 노란색 색소가 되는 피토케미컬로, 사과 외에도 양파, 상추, 브로콜리, 멜로키아 등에도 있다. 케르세틴은 많은 항산화 물질 중에서도 특히 강한 작용을 지니고 있어 암 외에 당뇨병, 동맥경화 등 많은 생활 습관병 예방에 효과적이다.

케르세틴은 기름과의 친화성이 있어 기름과 함께 섭취하면 흡수율이 높아진다는 연구 결과도 있다. 사과에 기름은 어렵겠지만, 요구르트와 같은 유제품을 함께 먹거나 케르세틴을 함유한 양파와 브로콜리라면 올리브오일이나 육류와 함께 먹을 수 있으므로 효율적으로 체내에 흡수될 것이다.

이런 이유로 나가노 현의 장수가 유지되는 것이 아닐까?

영양 만점에 암에도 효과적인
바나나의 놀라운 효과

● ● ●

마라톤이나 자전거 로드 레이스 선수는 연습 중에 에너지 보충을 위해 바나나를 자주 먹는다. 이는 바나나에 에너지가 되는 영양소가 많이 들어 있기 때문이다. 바나나를 먹으면 포만감이 들어 배가 출출할 때 유용하다.

바나나의 성분을 보면 조금 의외의 면이 보인다. 먼저 과일인데 탄수화물이 많다. 100g 안(이하 동일)에 22.5mg 있으며, 사과나 귤과는 두 배 정도 차이가 있다. 또한 칼륨이 360mg, 그 외에 마그네슘 32mg, 인 27mg, 비타민B6 0.38mg, 판토텐산 0.44mg으로 이루어져 있다. 또 바나나는 식이섬유도 많이 들어 있다.

판토텐산은 당질과 지질 등의 신진 대사를 돕는 역할을 하며 콜레스테롤과 호르몬을 증가시키고 면역력을 향상시키는 효과가 있다. 여러 가지 식재료에 판토텐산이 포함되어 있지만, 특히 간, 낫토, 어패류, 육류, 달걀 등에도 풍부하다. 칼륨은 세포의 삼투압 조절과 효소의 균형 조절, 신경전달 호르몬 조절 등 다양한 기능이 있다. 마그네슘, 인, 구리 등 미네랄 성분도 풍부해서 바나나는 하나만 먹어도 아침 식사 수준의 영양소를 섭취할 수 있는 아주 좋은 음식이다.

게다가 바나나는 암 예방에도 효과를 발휘한다. 면역세포인 마크로파지는 암을 발견하면 종양괴사인자(TNF)라는 물질을 분비해서 암을 쓰러뜨리려고 한다. 바나나에는 암을 쓰러뜨리는 TNF의 분비량을 높이는 기능이 있다. 그밖에 수박, 파인애플, 포도, 배에도 함유되어 있다.

채소는 양배추, 가지, 무 등에, 해조류는 김, 톳, 다시마 등에 함유되어 있다. 지금까지도 다른 이유에서 양배추와 김 등을 권장해 왔

종양 괴사인자(TNF)를 유도하는 효과가 있는 식품

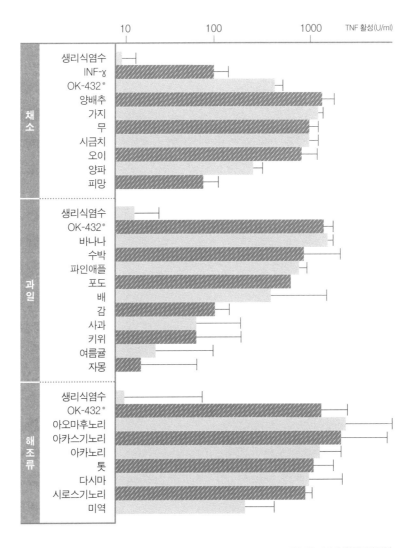

* OK-432: 피시바닐(항암제의 일종)
(아오마후노리, 아카스기노리, 아카노리, 시로스기노리 전부 일본에서 먹는 해조류의 이름이다 - 역주)

지만, 양배추와 김은 TNF의 분비에도 관련이 있는 것이다. 바나나는 항암제인 인터페론(interferon) 못지않은 효과가 있다고 할 정도로 자연 속 건강 식품의 대표주자다.

수박은 그야말로 한여름의 비타민제

●●●

해가 갈수록 여름 더위가 기승을 부리고 있다. 더위에 대한 대비를 소홀히 하면 집안에서조차 열사병으로 쓰러질 수 있다. 일본에서는 여름의 대표적인 풍경인 고교 야구에서조차 이제 예년과 같은 개최 기간에는 위험하지 않은지, 야간 경기를 도입하는 편이 낫지 않은지 말이 나오고 있다. 이제는 여름을 초월한 새로운 계절인지도 모른다.

여름이 되면 떠오르는 것이 바로 수박이다. 싱싱한 과실에는 수분이 가득해서 우리의 목을 축여준다. 수박은 박과라서 엄밀히 말하면 과일이 아닌 채소로 분류된다. 수박은 오이의 친구로 90%가 수분으로 되어 있다. 미국에서는 오이수(cucumber water)가 여름철 피로를 풀어주는 음료로 알려져 있는데, 수박도 마찬가지로 풍부하게 함유된 칼륨에 이뇨작용이 있다. 싱싱한 음식이면서도 이뇨작용이 있기 때문에 여름에 무심코 과다하게 먹으면 몸을 붓게 하고 체내의 물을 배출하는 작용이 일어난다.

수박의 붉은 색은 토마토에도 함유된 리코펜이라는 피토케미칼로 강력한 항산화작용이 있어 신체 노화를 방지하고 피부를 젊게 하며 암 등의 질병을 예방한다. 또한 시트룰린(citrulline)이라는 성분은 혈관을 확장해서 혈류량을 증가시켜 쉽게 지치는 여름철 더위에 지지 않는 기력을 만들어준다. 덧붙여서 시트룰린은 남성의 정력을 높이는 비아그라와 주성분이 거의 같기 때문에 비슷한 효과도 기대할 수 있다.

제철 음식은 제철에 먹는 것이 가장 좋다는 말을 대표하듯이 여름을 극복하는 데에 가장 적합한 과일은 수박이라고 할 수 있다.

고추의 캡사이신으로 중성지방을 줄이자

●●●

나이가 들면 아무래도 배가 불룩해진 중년의 모습이 된다. 그래서 "신입 사원 시절에는 지금보다 15kg이나 덜 나갔었는데……."라고 한탄하는 이들이 적지 않다. 그 원인은 지방이 몸에 잔뜩 붙기 때문이다.

지방에는 피하지방과 내장지방이 있다. 피하지방은 보기만 해도 금방 알 수 있다. 한편 내장지방의 경우 배가 불룩 나온 사람은 말할 것도 없지만, 겉모습은 평범해 보여도 실은 복막 내의 내장 주위에 지방이 꽉 차 있기도 하다. 전형적으로 지방간이 그런 사례다.

"그럼 운동하면 되잖아. 한 달에 5kg 줄이자!"

이렇게 말하기는 쉽지만, 1kg의 지방을 줄이려면 7,000kcal를 소비할 필요가 있다고 한다. 그러나 빠르게 1시간을 달려도 소비 칼로리는 약 500kcal 정도에 불과하다. 게다가 몸을 유지하려면 하루 식사로 2,000~3,000kcal를 섭취해야 한다. 갑자기 숨이 차오를 때까지 운동한다고 해도 효과는 미미하다.

오히려 격한 운동을 하면 거친 호흡 탓에 활성산소가 늘어나게 된다. 또 힘든 운동을 하면 그것만으로도 스트레스가 되어 이 책에서 목표로 하는 스트레스 없는 건강 유지와는 정반대의 결과를 낳게 될 것이다. 느닷없이 운동을 한다고 해도 의미가 없다고 생각하기 바란다.

그러나 지속적으로 가벼운 운동을 하면 칼로리를 소비하기 쉬운 몸이 되는 것은 사실이다. 매일 운동을 하면 온몸의 게으른 세포가 깨어 운동용 세포가 되기 때문에 소비 칼로리가 올라간다. 또한 인간이 살아가기 위해 사용하는 매일의 기초 대사량도 증가한다.

지속적인 운동을 통해 근력이 향상되면 가장 굵은 대퇴사두근이라고 하는 대퇴의 근육과 배근 등 큰 근육에 근력이 붙어서 점점 더 소비 칼로리가 증가한다. 하반신이 약해지면 극단적으로 쇠약해져 실제 연령보다 더 나이 들어 보인다. 적당한 운동을 지속적으로 하면 살이 빠지기 쉬운, 즉 중성지방을 줄이기 쉬운 체질로 개선할 수 있다.

이런 운동과 마찬가지로 중성지방을 줄여주는 식재료가 있다. 바로 고추다. 붉은 고추의 캡사이신이나 맵지 않은 고추의 캡시에이트(capsiate) 등에는 지방 연소율을 높여 비만을 막는 작용이 있다. 실험에서 캡사이신을 준 직후의 쥐는 정상 상태에 비해 기초 대사량이 약 20% 증가했다. 또한 캡사이신 자체에 식욕을 억제하는 작용이 있으므로 과식도 줄어든다.

다만 캡사이신 자체가 살을 빼주는 것이 아니라 캡사이신에 의해 대사가 높아져 지방을 연소하기 쉬운 몸이 되는 것이므로 오해하지 말아야 한다. 오히려 고추를 한 번에 많이 먹으면 자극이 너무 강해서 위장을 망가뜨리고 장내 세균을 죽일 수도 있으며, 매운맛 때문에 점막을 다치게 되어 치질 등에 시달릴 수도 있다.

최근에는 점점 더 매운 음식을 찾는 사람이 많아지고 있는데 지나치게 무리한 도전은 하지 않도록 하자. 너무 매워서 맛을 모르게 되는 것은 주객이 전도되는 셈이다. 매운맛은 적당히 하고 식사를 즐기는 것을 우선해야 건강하게 지방의 연소율을 높일 수 있다.

매운맛이라고 하면 카레도 빼놓을 수 없다. 카레라이스에는 다양한 향신료가 많이 사용된다. 향신료 중에는 활성산소 제거 효과가 있는 것이 많다. 제대로 만든 카레에는 시나몬, 칠리 페퍼(붉은 고추), 터머릭, 클로브, 육두구, 커민, 카더몬, 후추 등이 섞인 가람마

살라라는 믹스 향신료가 사용된다. 또한 카이엔 페퍼, 마늘, 생강, 육두구, 사프란, 파프리카 등 다양한 향신료를 섞은 믹스 향신료도 있다. 카레에는 가볍게 20종 정도의 향신료가 사용된다. 이런 향신료 중에는 예로부터 한약재로 사용되어 온 것도 다수 있다.

이 외에 중화 요리, 이탈리아 요리, 스페인 요리 등 각 지역에서 독특한 향신료를 사용한 요리가 발달해 있다. 향기도 풍부하고 혀에도 다양한 맛과 자극을 주는 향신료를 활성산소를 제거하고 노화를 방지하는 약이라고 생각하며 풍미를 즐기기 바란다.

장은 고기도 좋아한다

●●●

사람이라는 동물은 오랫동안 잡식을 하면서 살아왔다. 농경민족이라고 쌀과 생선만 먹는 것이 아니라 사냥을 해서 멧돼지나 사슴 같은 동물을 잡아먹었다. 불교가 전래되고 신도가 늘어나면서 그 가르침에 따라 고기 먹는 것을 좋아하지 않았던 시대도 있었다. 그래서 법령의 발포 등에 의해 몇 번이나 육식이 금지되었다가 그것이 풀려서 또 먹는 것을 반복해왔다. 인간에게는 역시 고기가 필요했기 때문이다.

특히 엄격하게 단속한 것은 도쿠가와 막부의 동물 애호령이다.

이에 따라 동물의 살생이 엄격히 금지되었다. 그래서 메이지 유신 (1868년) 때까지 소고기 요리는 유행하지 않았다. 그렇다고 해도 어느 시대에나 틈새는 있는 법이다. 고기에 식물 이름을 붙여서 말고기를 벚꽃, 멧돼지를 모란, 사슴고기를 단풍이라고 부르며 막부에서는 발견하기 어려운 지방을 중심으로 먹어 왔다.

4장에서도 언급했지만, 콩 등의 식물성 단백질과 마찬가지로 동물성 단백질도 인간의 몸에 필요하다. 우리 몸에 있는 37조 개의 세포를 감싸는 세포막은 육류에 함유된 콜레스테롤이 원료다.

단백질은 트립토판(tryptophan), 리신(ricin), 메티오닌, 페닐알라닌(phenylalanine), 트레오닌(threonine), 발린(valine), 로이신 (leucine), 이소류신(isoleucine), 히스티딘(histidine)이라는 9가지로 구성된 필수아미노산 등으로 구성된다. 필수 아미노산은 체내에서는 합성할 수 없기 때문에 식재료로 섭취하는 수밖에 없다. 이것을 최적의 균형(아미노산 스코어라고 한다)으로 섭취할 수 있는 것이 소고기와 돼지고기다. 닭고기와 생선도 마찬가지다. 이런 이유로 사람에게는 육류가 필요하다.

인간은 나이가 들면 남녀 모두 호르몬 분비가 줄어들고 몸의 균형이 흐트러지기 시작해서 노화와 갱년기 장애가 진행된다. 이 호르몬을 조절하는 것이 콜레스테롤이다. 콜레스테롤에는 좋은 HDL콜레스테롤과 나쁜 LDL콜레스테롤이 있어 좋은 콜레스테롤을 늘리지 않으면 호르몬 균형이 이상해진다.

나쁜 콜레스테롤은 혈액에 들어가면 뇌에 도달해 뇌의 막을 약하게 해서 뇌에 관련된 질병, 예를 들어 우울증, 자폐증, 치매 등의 원인이 된다. 이렇게 나쁜 콜레스테롤을 물리치고 좋은 콜레스테롤을 늘리며 호르몬 균형을 조절하는 것이 앞서 말한 필수 아미노산이며, 그 필수 아미노산을 섭취할 수 있는 것이 소고기나 돼지고기 등의 육류다.

다만 고기의 콜레스테롤은 장내 유해균의 먹이가 되는 물질이기도 하기 때문에 고기만 먹으면 장내에 유해균이 증식해서 중간균이 유해균쪽으로 가기 때문에 유익균이 약해져 장내 세균의 균형이 깨지게 된다. 그래서 4장에서도 소개한 양배추가 필요하다. 수용성 식이섬유는 유익균의 먹이가 되기 때문에 미리 양배추를 제대로 먹고 고기를 먹는 것이 좋다.

나이가 들었다고 고기를 못 먹는다고 생각하지 말자. 고기는 몇 살이 되었든 우리 몸의 에너지를 만드는 원천이다. 소금, 후추만으로 심플하게 맛을 낸 스테이크는 최고의 음식이다. 꼭 식이섬유를 제대로 섭취한 후에 나이에 구애받지 말고 고기에 도전하자. 틀림없이 살아갈 힘이 넘칠 것이다.

달걀은 몇 개씩 먹어도 괜찮을까?

● ● ● ●

언젠가 여러 건강 프로그램에서 달걀의 하루 섭취량이 주제가 된 적이 있었다. 하루에 1개, 혹은 3개 이상 먹으면 안 된다는 말이 나오더니 우리 의식 속에 달걀을 과식하면 좋지 않다는 이미지가 생겼다. 확실히 달걀에는 콜레스테롤이 들어 있기 때문에 달걀을 많이 먹으면 고콜레스테롤이 될 우려가 있을 것이다. 그러나 서양에서는 오믈렛 1인분에 아무렇지도 않게 달걀을 서너 개씩 사용하기도 한다. 키슈라고 하는 구운 푸딩 모양의 요리에도 달걀이 산더미처럼 들어간다.

콜레스테롤 자체는 지질이며, 세포막, 호르몬, 담즙 등의 재료가 될 뿐 아니라 영양소 대사에도 사용되는 중요한 영양소다. 생체에는 콜레스테롤 섭취량에 관계없이 일정량을 유지하려는 항상성 기능이 있기 때문에 균형이 잡혀 있지만, 어떤 요인이 더해져서 콜레스테롤의 균형이 깨질 수 있다. 그러나 건강한 몸은 달걀 4개나 5개 정도로는 그런 문제가 발생하지 않는다.

나쁜 LDL콜레스테롤은 좋은 HDL콜레스테롤에 의해 간으로 운반되어 처리된다. 다만 나쁘다고 해도 LDL콜레스테롤은 간에서 혈중으로 콜레스테롤을 운반하는 배와 같은 것이며, 그것이 온몸의 세포로 전달되어 호르몬과 세포막의 성분이 된다. 그곳에서 남은 것은 HDL콜레스테롤이라는 다른 배를 통해 간으로 되돌아간다. 이 균형이 깨지면 LDL콜레스테롤이 회수되지 않고 혈관 속에 고여 활성산소와 결합해 산화 LDL콜레스테롤이 되어 동맥경화를 일으킨다.

몸이 정상적으로 기능하고 있으면 달걀을 수십 개쯤 먹지 않는 한 그렇게까지 콜레스테롤 과다 상태가 되지는 않는다. 내장기관이 잘 기능하지 않는 등 체내에 문제가 있을 때 나쁜 콜레스테롤이 과다해지는 것이다.

오히려 달걀에 포함된 레시틴이라는 영양소 쪽을 중요시하는 편이 좋다. 레시틴은 뇌와 신경세포의 조직을 만드는 재료가 된다. 또한 물과 지방을 결합시키는 유화작용을 하고 있어 좋은 콜레스테롤이 지질을 회수하기 쉽게 하는 기능을 담당하고 있다. 레시틴이 부족하면 피로가 쉽게 쌓여서 간 기능 저하, 기억력 감퇴, 나아가 치매 등으로 이어진다. 이런 이유로 오히려 건강하고 오래 살고 싶다면 달걀을 매일 먹기를 추천한다.

장을 위해서 기름만은 사치를 부리자

•••

달걀의 항목에서도 설명했지만 장에서 흡수되는 콜레스테롤은 지질이며, 그것이 세포막과 신경계 조직을 만들고 있다. 지금 세계적으로 문제가 되고 있는 것이 치매의 급증이다. WHO는 2050년 전 세계 치매 환자가 1억 명을 돌파할 것으로 예측하고 있다(2012년 기준).

일본 내각부의 조사에서도 65세 이상 치매 환자의 수는 2025년에 700만 명으로 일본인 인구의 5분의 1 가량, 나아가 2050년에는 1,000만 명 이상으로 4분의 1 이상의 사람들이 치매에 걸릴 것으로 추계되고 있다. 일본은 전 세계에서도 최고 수준의 치매 위험군 환자가 있는 나라인 셈이다.

치매 중 70%는 알츠하이머형 치매인데, 그 원인으로는 당뇨병, 고혈압, 고지혈증, 비만 등 생활 습관병과 관련이 있다고 여겨진다. 치매에 대해서는, 뇌 조직의 60%가 지질로 이루어져 있기 때문에 지질을 균형 있게 섭취하는 것이 중요하다. 게다가 그 지질은 가능하면 양질이어야 한다.

지질의 종류 중에는 기름이 있고 한마디로 기름이라고 해도 여러 가지로 나뉜다. 우선 기름은 동물성 기름과 식물성 기름으로 분류할 수 있는데, 어디에서 유래했는지보다 어떤 분자 구조로 되어있는지가 더 중요하다.

지질은 상온에서 굳어지는지, 굳어지지 않는지에 따라 포화지방산과 불포화지방산으로 나뉜다. 상온에서 굳어지는 포화지방산은 천연으로 존재하는지 인공적으로 제조하는지에 따라 다시 분류할 수 있다. 천연적으로 존재하는 포화지방산에는 고기 기름, 버터 등 동물성 기름과 야자유 등이 있다. 인공적으로 제조된 기름은 트랜스지방산을 포함한 기름이나 마가린 등이 해당된다.

한편 상온에서 굳어지지 않는 불포화지방산은 분자 구조에 따라 일가불포화지방산과 다가불포화지방산으로 분류할 수 있다. 일가불포화지방산은 오메가9계 지방산(올레산)이라고도 하며 올리브오일이나 카놀라유 등이 이에 해당한다. 후자인 다가불포화지방산은 분자구조에 따라 오메가3계 지방산(α-리놀렌산)과 오메가6계 지방산(리놀레산)으로 분류할 수 있다. 오메가3계 지방산에는 생선기름, 들기름, 아마인유 등이 있다. 한편 오메가6계 지방산에는 옥수수기름, 콩기름, 홍화유 등이 있다.

어느 정도 의식적으로 기름을 선택하여 조리한다면 튀김에는 홍화유 등의 오메가6계 지방산이 사용될 것이고, 좀 더 기름에 관심이 있으면 오메가9계 지방산인 올리브오일로 볶음을 하는 사람도 있을 것이다.

이런 기름은 비교적 저렴하기 때문에 자주 사용되지만, 사실 일본인에게 부족한 것은 이러한 오메가6계나 9계가 아니라 오메가3계 기름이다. 본래라면 다가불포화지방산인 오메가3계와 오메가6계는 1 대 4 정도의 균형으로 섭취하는 것이 적당하지만, 오메가6계가 튀김 등으로 일본에서 자주 사용되기 때문에 1 대 25 정도의 부적절한 균형으로 섭취하고 있다.

오메가6계는 콜레스테롤의 균형 유지, 염증의 촉진작용이 있고, 오메가3계는 역시 콜레스테롤의 균형 유지, 염증 억제 효과가 있다. 양쪽이 적당한 균형으로 작용해서 혈중 콜레스테롤과 염증을 조절하는데, 오메가3계가 압도적으로 부족해서 이른바 염증 체질이 되기 쉽고 생활습관병을 일으킬 가능성이 커진다.

또 오메가3계의 기름은 미용이나 건강에 좋은 기름으로 주목받고 있다. 오메가3계는 체내에서 혈액을 맑게 하는 EPA나 뇌 기능을 좋게 하는 DHA로 변환되므로 몸에 아주 좋다.

들기름이나 아마인유는 가열하지 않고 매일 한 스푼 정도를 샐러드나 냉두부 등 여러 가지 음식에 첨가해서 섭취하는 것이 적정량이라고 한다. 하지만 들기름이나 아마인유는 실제 값이 비싸 선뜻 구매하지 못하는 것이 고민이다.

그렇다고 해도 건강을 생각하면 조금 비싸더라도 상비해두는 것을 추천한다. 튀김 기름에 사용하는 것은 아니기 때문에 대량으로 소비할 필요는 없다. 장과 몸의 건강을 위해 조금 사치스럽게 오메가3계의 기름을 시도해보면 어떨까?

지방산의 분류와 주요 기름

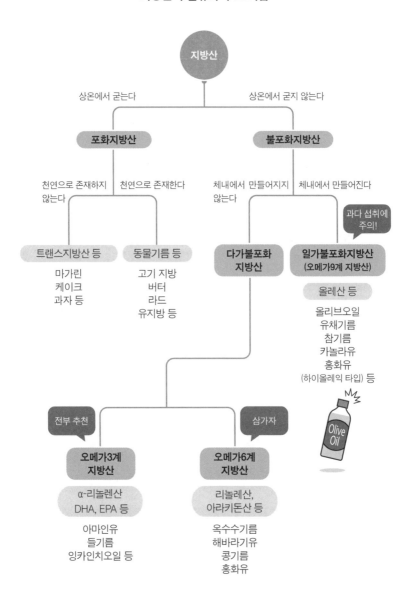

지방산

상온에서 굳는다 / 상온에서 굳지 않는다

포화지방산 / **불포화지방산**

천연으로 존재하지 않는다 / 천연으로 존재한다

체내에서 만들어지지 않는다 / 체내에서 만들어진다

트랜스지방산 등
마가린
케이크
과자 등

동물기름 등
고기 지방
버터
라드
유지방 등

다가불포화 지방산

일가불포화지방산
(오메가9계 지방산)

과다 섭취에 주의!

올레산 등
올리브오일
유채기름
참기름
카놀라유
홍화유
(하이올레익 타입) 등

전부 추천

심가자

오메가3계 지방산
α-리놀렌산
DHA, EPA 등
아마인유
들기름
잉카인치오일 등

오메가6계 지방산
리놀레산,
아라키돈산 등
옥수수기름
해바라기유
콩기름
홍화유

마가린은 플라스틱화한 기름

●●●

그렇다면 오메가3계와 6계 이외의 기름은 어떨까? 상온에서 액체인 불포화지방산 오메가9계의 기름은 대표적으로 올리브오일이 있다. 올리브오일에 함유된 올레산은 잘 산화되지 않는 특징이 있어 열에 강하고 볶음요리의 기름으로 적합하다. 양질의 올리브오일은 생식용도 있고, 두부나 샐러드에 뿌려 먹기도 알맞다.

미국 식품의약국(FDA)은 올리브오일에 당뇨병을 개선하는 작용이 있다고 정식으로 발표했다. 익힌다면 식용유보다 올리브오일이 건강에 더 좋다. 단 올리브오일은 과하게 섭취하면 비만이 되니 주의하자.

그러면 상온에서 고체일 때가 많은 포화지방산이라는 유형의 기름은 어떨까? 여기에는 천연으로 존재하는 기름과 공업적으로 생산되는 기름, 즉 천연에서는 존재하지 않는 기름이 있다.

천연으로 존재하는 대표적인 동물성 기름은 소고기와 돼지고기의 비계와 버터다. 지질로서 존재감은 강하지만, 지나치게 섭취하면 중성지방을 증가시킬 수 있다. 몸에 나쁜 기름이 아니므로 그 점에서는 안심이지만 콜레스테롤이 높다는 고민이 있었다.

그래서 개발된 것이 식물성 기름에 수소를 첨가시켜 공업적으로 만든 트랜스지방산이라는 기름이다. 잘 산화되지 않고, 식품의 바삭함과 촉촉함을 높이며, 될 수 있는 한 싸게 판매한다는 계획도 있었다. 그 결과 식용, 마가린, 쇼트닝 등을 비교적 저렴하게 손에 넣게 되었고 일반적인 튀김이나 과자 등에도 많이 이용되고 있다.

다만 하늘의 뜻을 거스른 것인지는 모르겠지만, 천연으로 존재하지 않는 것이 몸에 좋을 수는 없다. 오랫동안 과하게 섭취하면 혈액을 걸쭉하게 하고 혈관을 단단하게 만든다. 유연함을 잃고 노화한 혈관은 손상되기 쉽고 혈전이 쉽게 생겨서 심근경색이나 뇌경색 등을 일으킨다.

한때 버터가 부족해 구하기가 어려워서 어쩔 수 없이 마가린으로 대용한 사람도 많았겠지만, 마가린은 부자연스럽게 고형화된 식용유 덩어리이다. 엄밀히 말하면 플라스틱화한 기름이라고 해도 될 정도다. 일부 서양에는 마가린의 사용이나 판매를 금지하는 곳도 있을 정도다.

트랜스지방산은 마가린 이외에 시판 케이크, 빵, 도넛, 감자칩, 스낵과자 등에도 포함되어 있을 수 있다. 가능하면 이런 것을 먹지 않는 것이 최선이다. 꼭 먹고 싶을 수도 있겠지만, 제품 표시 부분에 마가린 또는 쇼트닝이라고 쓰여 있으면 다시 한 번 생각하는 편이 장을 위하는 길일 것이다. 참고로 캐나다에서는 2018년 9월 17일부터 부분수소첨가유지 식품에 트랜스지방산의 사용을 금지했다.

입에 넣기만 해도 맛있는 음식은 장에 최악이다

•••

스낵과자나 감자칩처럼 입에 넣으면 바로 '맛있다!'라는 생각이 드는 음식은 뇌에 좋지 않다. 대부분 높은 염분을 포함하고 있기 때문에 짠맛이 맛을 강하게 느끼게 한다. 게다가 이런 스낵 종류에는 감칠맛을 느끼게 하는 조미료가 대량으로 사용된다. 이것은 화학물질로, 자연적으로 존재하는 것이 아니다. 트랜스지방산처럼 공업적으로 생산된 것으로 몸에 좋지 않다. 다시마나 가다랑어 등의 천연의 맛 성분과는 달리, 부자연스러운 형태로 뇌에 작용해 맛있다는 환상을 주어 뇌에 강제적으로 행복을 가져오는 것이다.

사람은 원래 씹는 행위를 통해 미각을 증가시켜 만족감을 얻는다. 그 사이에 혈당치가 올라가고 뇌에 에너지를 준다. 또 식품에 들어있는 엽산, 나이아신, 비타민B6 등으로 세로토닌, 도파민 등의 행복 물질이 장에서 만들어져 뇌로 운반되어 기쁨과 쾌락을 전달하고 우울증 예방과 극복 등에 도움을 준다.

그런데 감칠맛 조미료로 만든 가짜 맛은 화학물질 성분으로 장을 황폐하게 하고 행복 물질을 만들지도 않으면서 직접 뇌에 맛의 감각을 준다. 그 결과 행복한 느낌이 있어도 유사 행복이라서 뇌의 감수성이 점점 떨어진다. 이렇게 뇌는 진정한 행복감을 잊어 간다.

햄버거 같은 패스트푸드는 부드러운 음식이 많기 때문에 꼭꼭 씹지 않아도 맛이 느껴진다. 물론 여기에도 화학적인 감미 성분이 듬뿍 사용되고 있다. 고기도 합성육 등이 사용되는 경우가 많아 아무리 위생적으로 관리되고 있다고 해도 안심하고 먹을 수 없다. 패스트푸드의 감자튀김은 트랜스지방산 기름에 바삭하게 튀겨져 있기 때문에 마가린과 마찬가지로 플라스틱을 묻힌 감자튀김이라고 해도 된다.

그밖에도 트랜스지방산의 함정은 여러 곳에 있다. 흔히 커피에 넣어 먹는 우유 비슷한 크림은 주성분이 우유가 아니라 트랜스지방산을 포함할 수 있는 식용유다. 또한 인스턴트 식품의 카레, 파스타 소스, 덮밥 등의 성분표에 있는 식물 기름에도 트랜스지방산이 들어 있을 수 있다. 잘 보면 그 속에 트랜스지방산이 숨어 있을 것이다.

대량의 설탕이나 인공 감미료를 포함한 과자나 청량음료도 입에 댄 순간 맛있다고 느껴지는 위험한 음식이다. 특히 차가운 음료나 아이스크림 등은 주의해야 한다. 인간의 혀는 따뜻한 것에서 맛을 느끼기 쉽고, 차가운 것은 혀가 차가워지기 때문에 맛을 느끼기 어렵게 되어 있다. 그런데도 '차갑고 달고 맛있다.'라고 느끼는 것은 그렇게 느낄 만큼 설탕이나 인공 감미료를 듬뿍 넣고 있음이 틀림없다.

이런 감미료의 강렬한 단맛이 왜 몸에 나쁘다고 하는 것일까? 계속해서 당질에 관한 매우 중요한 이야기를 해보겠다.

노화의 2대 현상, 산화와 당화

●●●

당분은 단순히 입에 넣으면 맛있다고 느끼는 것 중 하나다. 단 음식은 어린아이부터 노인까지 폭넓게 사랑받는다. 옛날부터 술 좋아하는 사람은 단 것을 싫어한다고 했지만, 아무래도 그것은 기호의 문제이며 양갱을 씹으면서 사케를 마시는 사람도 있다고 들었다.

당질은 필요 이상으로 체내에 들어가면 단백질과 결합해서 세포를 열화시킨다. 열화는 그 말 그대로 주름과 늘어짐이 되어 피부에 나타난다. 이것도 노화 현상이다. 활성산소가 원인이 되어 몸이 산화되는 노화를 지금까지 쭉 설명해 왔는데, 그것은 금속이 산화되듯이 몸도 산화되는 것이다. 당질에 의해 세포가 당화해도 우리 몸은 노화된다.

몸이 당화되면 최종당화산물(AGE)이라는 것이 생긴다. 또한 이미 AGE가 된 당질을 먹는 경우도 있다. 이것은 주로 기름에 튀기거나 구워서 당질이 처음부터 AGE로 변질된 것이다. 스낵과자, 구운과자, 도넛 등에 많이 들어 있다.

이런 AGE가 체내에 들어오면 세포가 당화되어 몸이 건조해질 뿐 아니라 신경계통에 지장을 가져오거나 백내장, 동맥경화 등을 일으켜 몸을 점점 노화시킨다. 신선한 채소로 비타민이나 식이섬유를 섭취해 장이 정상적으로 기능하면 AGE는 몸 밖으로 배출되지만, 전부는 아니고 조금씩 서서히 체내에 축적된다고 한다.

달콤한 구운 과자, 커피 음료, 당질이 풍부한 주스 등에는 AGE가 되기 쉬운 감미료가 사용되고 있다. 특히 주의할 것은 프룩토스 콘 시럽(fructose corn syrup)이라고 하는 것이다. 옥수수에서 추출한 과당으로, 과당포도당액당, 고과당액당 등으로도 표기된다. 식재료에서 왔으므로 몸에 나쁠 것 같지 않지만 설탕보다 6배나 단맛이 나고, AGE화하는 속도는 설탕보다 10배나 빠르며, 단맛에 대한 의존성은 포도당보다 훨씬 강하다.

이렇게 달콤하고 맛있는 음식을 평소에 많이 먹다 보면 몸이 점점 더 노화하는 것이다. 단 것을 원한다면 고급 설탕을 사용한 과자나 자연의 단맛을 가진 과일 등으로 눈을 돌리는 편이 몸에 낫다. 이런 과자들은 식사와 별개로 간식으로 먹기 쉽다. 가능하다면 간식을 먹는 습관 자체를 없애는 편이 노화를 방지하는 건강한 식생활이 된다.

당은 뇌가 원할 뿐 장은 좋아하지 않는다

• • •

우리는 백미를 아주 좋아하며 주식으로 먹고 있다. 여러 가지 반찬을 먹어도 백미를 먹지 않으면 아무래도 만족이 되지 않는다. 햅

쌀로 지어 단맛이 나는 향기가 식욕을 돋우며, 백미만으로 살아갈 수 있다고 할 정도로 아주 좋아하는 사람도 많을 것이다. 주먹밥, 오차즈케(녹차에 밥을 말아 먹는 일본 음식-역주), 볶음밥 전부 쌀이다.

인간은 탄수화물(당질)을 아주 좋아한다. 밥(쌀)만이 아니라 라면, 빵, 피자, 아프리카의 쿠스쿠스, 중남미의 타로토란 등 문명의 여하에 관계없이 주식으로 쌀이나 밀과 같은 곡물, 혹은 고구마나 감자 등의 탄수화물을 먹고 있다. 그것은 탄수화물이 몸을 활발하게 움직이기 위한 에너지로 필수적이라는 것을 동물적인 본능으로 알고 있기 때문이다.

이 본능은 뇌에서 발신하는 요구다. 발달한 인간의 뇌는 에너지로 포도당 등을 사용해서 24시간 기능하고 있다. 탄수화물을 먹지 않는 다이어트를 하는 사람이 극단적으로 탄수화물을 섭취하지 않으면 머리가 멍해지고 사고 능력이 떨어지는 경우가 있다. 뇌에 당분이 부족하기 때문이다. 마라톤 선수에게 갑자기 헝거노크(hunger knock)라는 명정상태가 엄습하는 것도 당분 부족 때문이다. 마라톤 선수 중에는 포도당 캔디를 가지고 달리고 있는 사람도 있다.

몸의 세포도 원래 당질을 에너지로 하고 있다. 당질을 흡수하고 분해해서 에너지로 변환하는 해당 엔진이라는 순발력이 뛰어난 기능을 갖추고 있다. 그 덕분에 성장하고 힘이 나서 건강한 몸을 활발하게 움직일 수 있다.

그러나 우리가 중요시해야 할 것은 또 하나의 엔진 미토콘드리아 엔진이다. 이것은 세포 내 미토콘드리아 안에 있고 순발력보다 지구력을 주로 담당한다. 젊을 때도 이 미토콘드리아 엔진은 작동하고 있으며, 해당 엔진과 양쪽에서 균형을 잡고 몸을 움직인다. 젊을 때는 활동적으로 살아가기 때문에 해당 엔진의 순발력 있는 기능이 필요하다.

그러나 인간은 50세 정도의 갱년기를 경계로 체질이 크게 달라진다. 몸을 만드는 세포나 장기의 노화, 호르몬 분비의 감소가 일어나 사람에 따라서는 기력이 감퇴하고, 컨디션이 악화되는 등 갱년기 장애를 겪는다. 그로 인해 해당 엔진을 이용하던 근육 세포와 생식 기능도 쇠퇴하기 시작한다.

따라서 나이가 들수록 연비가 나쁜 해당 엔진이 아니라 연비 효율이 좋은 미토콘드리아 엔진으로 에너지 생성계의 주체를 전환할 필요가 있다. 즉 건강하게 장수하기 위해서는 50세가 지나면 원시적이고 다량의 당을 필요로 하는 해당 엔진의 작용을 억제하고 지속적이며 에너지 생산 효율이 좋은 미토콘드리아 엔진을 중심으로 작동시키는 것이 중요하다. 그러기 위해서는 당질(탄수화물) 중심의 식사 내용을 고칠 필요가 있다.

그런데 50세 이후에도 당을 필요 이상으로 계속 섭취하면 체내가 항상 당질이 과다한 상태가 되어 미토콘드리아 엔진의 기능이 둔화되거나 미토콘드리아의 수가 줄어들어 필요할 때 움직이지 않게 된다.

일본인은 인슐린의 분비 능력이 낮다고 알려져 있으며 당뇨병에 걸리기 쉬운 체질이라고 한다. 식사 때마다 당질을 다량으로 섭취하면 뇌와 몸은 혈당치가 심하게 변동할 때마다 당질을 집요하게 원하게 된다. 그러면 사용되지 않는 미토콘드리아 엔진의 수가 점점 줄어들고, 과도한 당질은 지방이 되어 결과적으로 혈당치가 상승하여 비만이 되거나 당뇨병, 고지혈증 등의 성인병이 발병하게 된다. 혈관의 유연함을 빼앗기 위해 동맥경화에서 혈전이 생겨 심근경색, 뇌경색으로 발전하기 쉬워진다. 거기에 더해 활성산소를 제거하는 능력도 쇠약해진다. 활성산소는 세포의 DNA를 손상시켜 암의 원인이 되기도 한다고 알려져 있다.

미토콘드리아 엔진은 산소와 식사에서 오는 당을 이용해서 ATP(adenosine triphosphate, 아데노신 3인산)라는 에너지원을 만든다. 당질 섭취를 자제하면 미토콘드리아는 지방을 연소해 ATP를 만든다. 그러면 혈당 수치가 떨어지고 체중도 줄어드는 것이다.

일상적으로 과식하는 경우 다이어트를 하려면 칼로리 제한을 하는 것도 효과적이지만, 그로 인해 본래 필요한 영양이 부족해지는 사람도 늘고 있다. 항상적인 영양 부족은 세포와 장기의 기능이 저하되어, 오히려 병에 걸리는 경우도 있다.

미토콘드리아 엔진을 효율적으로 작동시켜 지방을 연소하려면 칼로리를 신경 쓰기보다 필요 이상의 당질을 섭취하지 않는 것이좋다. 그러기 위해서는 연령에 따라 식사를 바꿔야 한다. 섭취 칼로리만을 신경 쓰면 정말 몸이 필요로 하는 영양소를 간과해서 수명을 단축하거나 칼로리 제한을 하고 있는데도 체중이 내려가지 않는 일이 생긴다.

어느 하루 식사의 주성분 데이터를 살펴보자(224쪽 참조). 이는 일반적인 일본인의 식생활 데이터인데, 백미, 면류, 빵 등 당질의 섭취가 70%를 차지하고, 이어서 단백질이 16%, 지질 11%, 미네랄 5%의 상태로 되어 있다. 그런데 인체를 구성하고 있는 성분의 비율을 보면 단백질과 지질이 거의 절반씩 나눠 40%씩, 미네랄이 11%, 그리고 당질은 1%에 불과하다.

아무리 좋게 봐도 우리는 일상생활에서 당질을 너무 많이 섭취하고 있다. 일본인은 당뇨병에 걸리기 쉬운 체질이므로 이것은 이미 질병을 향해 달리고 있는 셈이다. 분명히 탄수화물을 과식하고 있다.

백색 탄수화물이 장에서 몸을 약하게 한다

●●●

다만 쌀이 전부 나쁘다는 말은 아니다. 정미되어 미네랄과 비타민 등을 잃은 것이 좋지 않다는 것이다. 일반적으로 정미할 때는 영양소로 중요한 쌀겨나 배아, 밀기울 등을 제거한다. 이것들이 있어야만 쌀은 본래 곡물의 능력인 식이섬유 효과가 발휘된다. 그것들을 제거하면 탄수화물 덩어리에 지나지 않고 장에서 흡수가 너무 빨라서 혈당치가 극단적으로 올라간다.

같은 이유로 하얀 밀도 좋지 않다. 빵이나 우동 등을 피하는 것이 좋은 까닭은 정제된 밀을 사용하고 있기 때문이다.

만약 밥을 먹고 싶다고 한다면 고민을 해보자. 예를 들어 밥을 지을 때 오곡쌀 등을 함께 섞는다. 백미가 아닌 현미로 한다. 이렇게 하면 미네랄과 식이섬유를 제대로 섭취할 수 있다. 양은 가볍게 한 공기 정도가 좋다. 이렇게 먹으면 소화와 흡수에 시간이 걸리기 때문에 혈당치가 급격하게 오르지 않는다. 게다가 항산화작용도 있다.

빵은 갈색이 도는 통밀이 최선이다. 과자와 빵 등은 밀과 설탕, 그 외에 무엇이 들어 있는지 모르니 입에 대지 않도록 하자. 우동은 당질이 강한 반면, 메밀국수는 당질이 적다. 통밀처럼 메밀 알갱이를 통째로 갈아 만든 것은 식이섬유도 많아 장내 세균이 좋아한다.

하얀 탄수화물은 몸에 독이라고 해도 과언이 아니다. 장내 세균에게 식이섬유의 먹이를 주어 면역력을 높이려면 현미, 오곡쌀, 통밀빵, 메밀국수 등을 추천한다. 하얀 탄수화물이 좋지 않다는 이론은 의학적 견해만이 아니라 내가 스스로 실천하면서 확인하고 있다. 당질 제한을 통해 장내환경을 안정시켜 이렇게 70세가 넘은 지금도 보통 키에 알맞은 체형을 유지하면서 매일 건강하게 지내고 있다. 장에 이로운 식생활을 해서 가끔은 술도 즐길 수 있다.

인체 구성과 식사 구성의 비율 차이

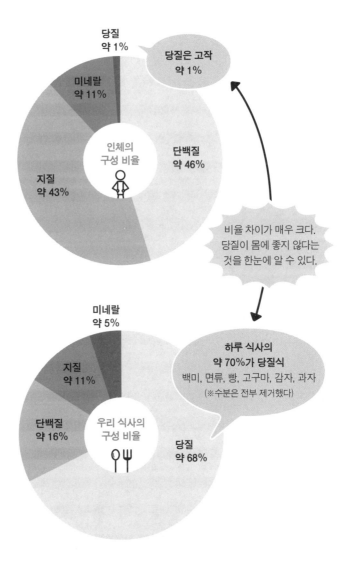

출처:『図解 体がよみがえる「長寿食」』(藤田紘一郎 著、三笠書房)

장내 세균을 기쁘게 하는 올리고당의 효과

• • •

장내 세균은 태어날 때부터 줄곧 같은 것은 아니다. 생활 습관의 변화, 식생활의 변화, 나이를 먹어감에 따라 장내 세균이 사는 환경이나 구성도 달라진다. 30대의 나와 50대, 70대의 나는 장내 환경이 상당히 달라졌을 것이다.

여러 번 언급했지만, 장내 환경을 좌우하는 것은 유익균, 유해균, 중간균이라는 세 가지 장내 세균의 균형이다. 유익균만 있으면 안되고, 약간의 유해균을 남기면서 중간균이라는 이솝동화의 박쥐같은 균이 아군이 되어 주어야 한다. 중간균을 신경 쓰는 것이 의외로 중요하다.

유아의 장내 세균 중 99%가 유익균이라는 조사 결과도 있지만, 나이가 들수록 유익균이 감소하고 유해균이 증가하는 것이 노화에 따라 일어나는 현상이다. 마치 순박했던 소년이 여러 가지 나쁜 짓을 배워가듯이 어른의 장내에는 유해균이 점점 늘어난다. 그냥 두면 순박했던 소년은 비행을 저지를 것이다.

4장에서도 설명했지만 발효 식품이나 요구르트 등에 포함된 비피더스균은 장내에서 유산이나 아세트산 등의 물질을 생성한다. 이것은 살균작용이 강하기 때문에 유해균의 번식을 억제한다. 그래서 장내에 비피더스균을 늘려 유해균을 감소시키는 대책이 필요한 것이다.

비피더스균을 받아들이려면 균이 들어간 요구르트, 음료, 영양제 등을 섭취해야 하지만, 들어온 비피더스균을 장내에서 증식시키는 것도 중요하다. 그럼 비피더스균은 어떻게 해야 증식할까? 바로 균의 먹이가 되는 것을 주면 된다. 그것이 올리고당이다. 아기가 먹는 모유에는 갈락토올리고당(galactooligosaccharide)이 풍부하게 들어 있기 때문에 아기의 건강한 성장을 촉진한다.

올리고당을 하루에 2.5g 섭취하면 장내에서 비피더스균이 쉽게 번식하고, 2주 동안에 약 3배가 되는 것을 알 수 있다. 우유로 하면 1.5L를 마셔야 하는데, 앞서 말했듯이 우유를 분해할 수 없는 사람이 많기 때문에 그저 배를 아프게 할 뿐이다.

그러나 올리고당은 유제품에만 있는 것이 아니다. 예를 들어 콩, 양파, 마늘, 우엉, 바나나 등에도 올리고당이 풍부하게 들어 있다. 우엉은 식이섬유의 보고이기도 하므로 장이 좋아하는 아주 좋은 식재료다.

올리고당은 소화가 잘 되지 않는 당이기 때문에 장까지 직접 도달한다. 그것이 장내 세균의 먹이가 되는 이유 중 하나이기도 하다. 그러나 올리고당을 과도하게 섭취하면 설사를 하기 쉬워지니 주의하자.

또한 옥수수와 꿀 등에도 올리고당이 들어 있지만, 함께 혈당치를 높이는 포도당도 많이 존재하기 때문에 저당질의 식생활을 권하는 입장에서는 그다지 적극적으로 추천할 수 없다. 가능하면 적당한 수준에서 섭취하자.

오늘부터 장에 이로운 비피더스균을 늘리기 위해 그 먹이가 되는 올리고당을 적극적으로 먹거나 마시도록 하자.

감미료에는 장에 좋은 당, 나쁜 당이 있다

● ● ●

올리고당은 장내 세균의 먹이가 되기 때문에 장에 좋은 당에 해당한다. 당에는 그밖에도 많은 종류가 있다. 감미료로 보면 우선 탄수화물에서 만들어졌는지 아닌지에 따라 당질계 감미료와 비당질계 감미료로 분류된다.

당질계 감미료는 설탕, 포도당, 맥아당, 올리고당, 유당 등이 있다. 그 중에 당 알코올로 분류되는 당이 있다. 이것은 알코올이 아니라 알코올과 비슷한 분자 구조를 하고 있기 때문에 그렇게 부른다.

당 알코올로는 껌으로 친숙한 자일리톨이나 소르비톨 등이 있으며, 이것은 천연 소재라서 섭취도 가능하다. 참고로 자일리톨은 충치를 억제하는 효과가 있기 때문에 특정 보건용 식품으로 지정되어 있다.

이러한 당 알코올도 장내 세균의 좋은 먹이가 된다. 위와 장에서 잘 소화되지 않으므로 분해되지 않고 원래의 형태대로 장에 도달해서 유익균의 먹이가 되는 것이다. 잘 소화되지 않는 성질이라서 에너지로 변환되는 일도 적기 때문에 혈당치를 올릴 일도 거의 없다.

당 알코올이 최근 상당히 인기가 있는 것은 혈당치를 올리지 않고 강한 단맛을 줄 수 있기 때문이다. 당 알코올은 일반 설탕의 수백 배나 되는 단맛이 있는데도 칼로리가 되기 어렵기 때문에 당질 제로 종류의 하이볼, 음료, 과자, 혹은 당질 제한식용 감미료로 자주 사용된다. 혈당치가 올라가지 않아서 인슐린의 분비를 억제할 수 있어 당뇨병 치료식으로 사용되고 있다.

자일리톨은 딸기, 콜리플라워, 시금치, 당근에, 소르비톨은 사과, 배에, 또 만니톨이라는 당질은 다시마에 풍부하게 함유되어 있다. 이런 것을 먹으면 당 알코올이라는 먹이를 장내 세균에게 줄 수 있어서 장 기능을 활발하게 하는 데에 효과적이다.

그럼 또 하나의 비당질계 감미료는 어떨까? 이쪽은 당질을 소재로 하지 않은 감미료로, 천연과 인공으로 나뉜다. 자연 유래로는 식물에서 채취되는 스테비아나 감초 등이 있다. 비당질계 감미료는 장내 세균에 영향을 미치지 않는다. 즉 먹이가 될 수 없다. 그래서 장을 이롭게 하는 데에는 별 의미가 없지만, 저당질의 식생활을 하는 데에 활용해도 좋을 것이다.

다만 화학적으로 합성된 인공 감미료에는 주의해야 한다. "공장

주요 감미료의 분류

	당류의 분류		장내 세균의 먹이
당질계 감미료	단당류	글루코스(포도당) 프룩토오스(과당) 갈락토오스	○ ~ ✕
	이당류	수크로스(쇼당) 말토오스(맥아당) 락토오스(유당)	○ ~ ✕
	올리고당	프룩토올리고당 대두올리고당 유과올리고당	◎
—	다당류	식이섬유(불용성)	○
		식이섬유(수용성)	◎
		전분	○ ~ ✕
		글리코겐	○ ~ ✕
당질계 감미료	당 알코올	자일리톨	○ ~ ✕
		소르비톨	○
		만니톨	◎
비당질계 감미료	천연 감미료	스테비아, 감초 등	—
	인공 감미료	아스파탐, 아세설팜칼륨, 수크랄로스 등	✕

에서 만드는 것 중에 몸에 좋은 것은 없다."라는 사고방식을 토대로 하면 완전하게 아웃이다. 몸에 좋고 나쁜 것이 아니라 적어도 장내 세균에 좋은 영향을 주지 않는다는 점을 고려하면 피하는 편이 낫다. 인공 감미료는 인공적으로 만든 부자연스러운 단맛과 뒷맛이 혀에 남는다. 또 아주 예전부터 사용된 사카린이라는 인공 감미료는 한때 암을 유발한다고 해서 금지된 시기가 있었다.

현재 인공 감미료 실험에 대해서는 제대로 된 데이터가 없다. 과학 잡지 《네이처》에 실린 인공감미료는 위험하다는 취지의 논문에도 반론이 나오고 있다. 쥐 실험에서 사카린의 투여가 당뇨병을 일으킨다는 보고가 있었지만 지나치게 비현실적인 투여량이라서 과학적 근거로 신뢰할 수 있는지는 의문이며, 다른 인공 감미료에 대해서도 특별히 나쁘다 명백한 데이터는 없을 것이다.

하지만 아무리 나쁘지 않다고 해도 인공적인 것이 장에 좋다고 생각하기 어렵기 때문에 굳이 섭취할 필요는 없다고 생각한다.

식초와 올리고당의 조화로 장을 춤추게 한다

●●●

나이를 먹을수록 건강 진단에서 몇 가지 수치의 변화가 나타난다. 옛날과 달리 몸도 여기저기 삐걱거리겠지만, 혈액 검사에서 혈당치와 요산 수치 등과 함께 신경이 쓰이는 수치가 있다. 바로 중성지방이다.

점심은 덮밥이나 라면을 먹고, 저녁에는 사람들을 만나고, 주말에 운동도 거의 하지 않는다. 젊은 시절보다 기초 대사량은 현격히 떨어져 있기 때문에 이렇게 건강을 돌보지 않는 생활을 하다 보면 배가 불록 나오기도 한다. 배에 지방이 쌓이면 내장기관의 기능이 떨어지고 또 몸을 움직이는 것이 귀찮아지고 쉽게 피로해진다. 체질을 개선하고 싶지만 좀처럼 잘 되지 않기 마련이다.

그럴 때 식생활을 바꾸어 조금이라도 살을 빼는 노력을 하고 싶다면 장내 세균을 이용하여 성과를 올릴 수 있다. 바로 식초의 힘을 믿는 것이다. 식초는 생각보다 많은 기능을 해준다. 먼저 지방을 줄이고 기초 대사량을 올리는 효과가 있다고 알려져 있다. 이로 인해 자칫 살이 찌기 쉬운 체질이 변하게 된다. 게다가 당뇨병을 개선하는 호르몬인 인크레틴(incretin)을 증가시킨다. 인크레틴은 당뇨병 치료에도 사용되는 호르몬으로 음식을 섭취하면 췌장에서 분비되어 혈당치를 낮추려는 작용이 있다.

그 외에 장내의 장벽 기능을 높이고 식중독, 알레르기, 동맥경화, 나아가 암을 방지하는 기능이 있다. 또한 장내의 염증을 방지하고, 장내 세균에 작용해서 발생시킨 수소가 활성산소와 결합해 세포의 산화를 막는 효과도 있다. 살을 빼는 데에는 식초가 효과가 크다고 꽤 예전부터 알려져 왔는데, 과학적인 관점에서도 그것은 진실이다. 장내의 건강을 유지하기 위해 효과적인 조미료라고 할 수 있다.

식초(아세트산)는 단쇄지방산의 일종이다. 단쇄지방산에는 그 외에도 낙산 등이 있는데, 이것은 우유, 버터, 치즈 등에 들어 있어서 섭취하게 되면 지방이 과다해진다. 단쇄지방산인 식초는 살이 빠지는 체질을 만드는 데에 필요한 날씬균을 늘리는 효과가 있다. 날씬균은 장내의 박테로이데스 문에 있다.

그런데 식초만 마셔서는 효과가 적기 때문에 장내 세균이 좋아하는 올리고당과 식이섬유가 필요하다. 식초와 함께 올리고당과 식이섬유를 풍부하게 함유한 재료를 함께 섭취하면 체내에서 날씬균의 수가 늘어난다고 한다.

날씬균이 있다는 것은 뚱보균도 있다는 뜻이다. 미국 국립 당뇨병·소화기·신장질환 연구소의 실험에 따르면 음식으로 얻은 칼로리가 150kcal 증가할 때마다 장내 뚱보균이 20% 정도 증가하고, 그만큼 날씬균이 감소한다는 조사 결과가 나왔다.

또한 지방은 지방세포에 쌓여서 비대해지고 그럴수록 점점 살찌기 쉬운 체질이 되는데, 지방세포는 아세트산 등 단쇄지방산을 감지하면 지방의 흡수를 멈춰서 지방의 증가를 막는다. 또한 단쇄지방산인 아세트산이 장에 들어가면 신경을 통해 뇌에 식욕을 자제하자는 명령을 내린다. 그렇기 때문에 먹고 싶은 마음이 줄어들어 과식이 없어진다.

식초는 피로 회복 효과도 있다. 인간은 활동할 때는 교감 신경이

장내의 날씬균과 뚱보균의 균형이 다이어트와 관련된다

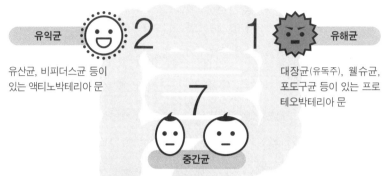

유익균 **2**
유산균, 비피더스균 등이
있는 액티노박테리아 문

1 유해균
대장균(유독주), 웰슈균,
포도구균 등이 있는 프로
테오박테리아 문

7
중간균

날씬균이 있는 박테로이데테스 문   뚱보균이 있는 퍼미큐티스 문

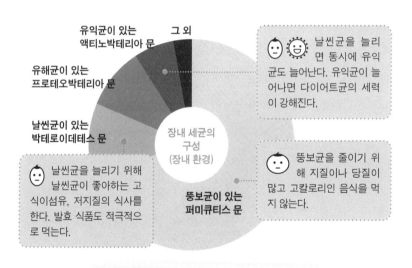

유익균이 있는
액티노박테리아 문   그 외

유해균이 있는
프로테오박테리아 문

날씬균이 있는
박테로이데테스 문

장내 세균의
구성
(장내 환경)

뚱보균이 있는
퍼미큐티스 문

날씬균을 늘리
면 동시에 유익
균도 늘어난다. 유익균이 늘
어나면 다이어트균의 세력
이 강해진다.

뚱보균을 줄이기 위
해 지질이나 당질이
많고 고칼로리인 음식을 먹
지 않는다.

날씬균을 늘리기 위해
날씬균이 좋아하는 고
식이섬유, 저지질의 식사를
한다. 발효 식품도 적극적으
로 먹는다.

장 속에는 유익균이나 유해균이 의외로 적고 뚱보균,
날씬균이 속한 중간균의 세력이 가장 크다.

출처:「やせる! 病気が治る! 玉ねぎヨーグルト健康レシピ」(藤田紘一郎 著、宝島社)

우위에 있고, 잘 때나 휴식할 때는 부교감 신경이 우위가 된다. 현대인에게 스트레스가 많은 원인 중 하나가 교감신경과 부교감신경의 전환이 잘 되지 않기 때문이다. 자려고 해도 긴장감이 높아 잠이 오지 않고, 그러다 보니 잠자는 시간이 짧아 수면 부족이 누적되어 깨어 있을 때의 능률도 떨어진다. 이러한 자율신경의 혼란이 현대인에게 많은 피로를 일으킨다. 그 피로를 해소하는 힘이 식초에 있다.

이처럼 식초에는 여러 가지 효과가 있다. 지금까지 설명한 바와 같이 우리 몸에는 아세트산 등 단쇄지방산을 감지하는 곳이 여러 군데 있어서 에너지 균형을 조절하고 면역력을 높일 수 있다. 단쇄지방산을 효과적으로 작용하게 해서 장내 세균을 늘리는 데에 필요한 것이 앞서 말한 올리고당과 식이섬유다. 두 가지를 함께 먹으면 서로의 조화를 이뤄서 면역력이 높아지고 장을 건강하게 해줄 것이다.

장이 만들어내는 단쇄지방산의 작용

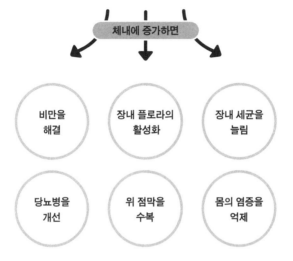

단쇄지방산

장내 세균이 식이섬유를 분해, 발효해서 생기는 물질. 아세트산, 낙산, 프로피온산 등의 총칭

체내에 증가하면

- 비만을 해결
- 장내 플로라의 활성화
- 장내 세균을 늘림
- 당뇨병을 개선
- 위 점막을 수복
- 몸의 염증을 억제

· 단쇄지방산을 늘리는 음식 ·

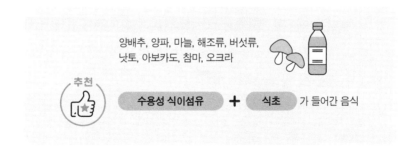

양배추, 양파, 마늘, 해조류, 버섯류, 낫토, 아보카도, 참마, 오크라

추천

수용성 식이섬유 + **식초** 가 들어간 음식

신맛이 나는 식초를 어떻게 먹으면 될까?

●●●

식초를 직접 마시는 것은 너무 시어서(산이 강해서) 쉽지 않다. 오히려 자극에 의해 치아가 녹거나 위장을 다치게 한다. 그것보다 채소 등에 조미료로 식초를 사용하는 것이 알맞다. 식초도 여러 가지 종류가 있다. 슈퍼 등에서 간단하게 손에 넣을 수 있는 것이 곡물식초다. 밀, 쌀, 옥수수 등을 원료로 하고 있으며 요리에 가장 적합한 식초다.

쌀식초는 쌀만 사용한 식초로 맛이 순하다. 흑초는 누룩으로 장기 숙성한 식초다. 이것은 독특한 풍미가 있어서 좋은데, 구연산과 아미노산이 풍부해 피로 회복, 고혈압 예방 등에 효과가 있다. 과일을 사용한 식초에는 사과식초와 와인식초가 있다. 사과식초는 새콤달콤하게 희석해서 직접 마시는 사람도 있다. 칼륨이 풍부해서 나트륨을 배출하기 때문에 붓기 예방에도 도움을 준다. 와인식초는 서양식초로 포도과즙이 원료다.

레드 와인식초는 항산화작용이 강한 폴리페놀이 들어 있어 콜레스테롤을 억제해 육류 요리에 어울린다. 한편, 화이트 와인식초는 동맥경화 예방 및 정장작용이 있다. 화이트 와인과 마찬가지로 해산물 요리에 적합하다. 발사믹식초도 포도가 원료로, 숙성 기간이 길기 때문에 흑초와 비슷하다. 구연산, 아미노산, 폴리페놀이 다량 함유되어 생활 습관병과 노화, 암 예방 등에 효과가 있다.

술을 마실 때는 양배추 초절임이 좋다고 4장에서 설명했는데, 양배추에는 식이섬유가 많이 들어 있기 때문에 식초와 함께 장에서 유익균의 증가에 도움을 준다. 식초와 올리고당의 조합이라면 양파 초절임도 추천하고 싶다. 식초에 담근 양파를 생선회나 카르파치오 (익히지 않은 소고기를 얇게 썰어서 소스와 함께 먹는 이탈리아 요리-역주)와 함께 먹거나 오이와 해조류와 함께 초무침으로 만들 수도 있다. 또한 소스에 섞어서 고기와 함께 먹는 것도 좋다. 간단하게 만들고 두루 활용할 수 있으니 꼭 시도해보자.

장을 건강하게 하는 기본적인 식사

● ● ●

식단과 식재료에 관해 여러 가지 내용을 설명했지만, 전체적으로 보면 어떨까? 아무리 식생활에 서양 문화가 들어 왔다고 해도 우리는 쌀밥이 먹고 싶어지기 마련이다. 해외 원정을 간 스포츠 선수도 우주 정거장에서 반년 보낸 우주 비행사도 쌀밥에 된장국이 먹고 싶어진다. 그런 점에서는 식생활의 전통은 유전자 수준에까지 도달한 것이 아닐까 싶다.

장을 건강하게 하는 음식은 결국 우리가 기본적으로 먹는 식사다. 밥(단, 현미나 오곡밥)에 발효 식품인 된장국. 단품 요리로는 낫토, 김, 초무침(양배추 초절임도), 냉두부. 메인 요리에 EPA나 DHA가 풍부한 생선구이나 생선회. 간단한 음식으로 오이절임이나 무절임. 된장국도 건더기에 주로 채소를 넣어 충분히 먹는다면 식이섬유가 녹아내린 수용성 부분까지 제대로 먹을 수 있다. 이 정도면 장에 좋은 음식이 총출동한 것이라고 보면 된다. 4장에서 소개한 전골요리도 그렇다.

조심해야 할 것은 혈압을 생각해서 염분을 줄이는 것이 바람직하다는 것이다. 된장국도 짜게 하지 않고, 음식에 간장을 많이 뿌리지 않으며, 가능한 한 그대로 먹도록 노력하자. 맛이 좀 부족하다면 여러 재료를 우려내서 감칠맛 성분을 사용하면 된다. 다시마, 가다랑어, 멸치 등 여러 재료에 감칠맛 성분이 포함되어 있다. 채소도 양파, 당근, 말린 표고버섯, 배추 등에서 맛이 배어 나온다.

그래도 소금을 뿌리고 싶다고 느끼면 소금이 아니라 식초나 레몬 등을 사용해서 신맛을 더하면 소금을 대신할 수 있다. 이외에도 고추냉이, 생강, 마늘, 차조기, 파 등 향신료를 다양하게 더하면 풍미와 감칠맛이 더해져 저염이면서도 만족도가 높은 식사가 된다.

장내 환경을 안정시키고 면역력을 높여 건강하고 장수하는 것을 목표로 하는 식사는 사실 우리가 먹는 평범한 식사에서 찾을 수 있다.

SUMMARY

- 제철 채소에는 항산화작용이 있는 피토케미컬의 양이 많다.

- 마늘의 살균작용, 빨간 파프리카의 스트레스 해소작용, 바나나의 면역 증진 작용이 효과적이다.

- 아보카도나 포도는 젊음을 되돌려준다. 고추는 다이어트에 좋다.

- 고기의 동물성 단백질에는 필수 아미노산이 골고루 들어 있다.

- 지질을 균형 있게 섭취하려면 기름이 최적이다. 오메가3계 지방산을 추천한다.

- 인공적인 트랜스지방산은 몸에 아주 나쁘다. 하얀 탄수화물을 과하게 먹지 말자.

- 활성산소에 의한 산화, AGE로 상징되는 당화는 질병과 노화를 초래한다.

- 세포의 해당 엔진과 미토콘드리아 엔진의 관계를 의식해 당질을 줄인다.

- 유익균을 위해 올리고당을 섭취한다. 자일리톨 같은 당 알코올도 장에 좋다.

- 식초는 다이어트에 효과적이다. 단쇄지방산인 아세트산은 장내의 날씬균을 활성화한다.

- 장내 세균을 안정시키는 식사는 우리가 평소 먹는 식사에서 찾을 수 있다.